U0203267

活用可摘局部义齿

从基本操作到灵活运用

（日）和田淳一郎 （日）高市敦士 （日）若林则幸 著

顾 洁 徐晓溪 译

Partial
Denture
Decision
Making

北方联合出版传媒（集团）股份有限公司

辽宁科学技术出版社

沈 阳

图文编辑

刘 菲 刘 娜 康 鹤 肖 艳 王静雅 纪凤薇 刘玉卿 张 浩 曹 勇 杨 洋

Partial Denture Decision Making

By Wada Junichiro, Takaichi Atsushi and Wakabayashi Noriyuki

Copyright © 2016 Ishiyaku Publishers, Inc. Tokyo, Japan.

All rights reserved.

First original Japanese edition published by Ishiyaku Publishers, Inc. Tokyo, Japan.

Chinese (in simplified character only) translation rights arranged with Ishiyaku Publishers, Inc. Tokyo, Japan.

through CREEK & RIVER Co., Ltd. and CREEK & RIVER SHANGHAI Co., Ltd.

©2023，辽宁科学技术出版社。

著作权合同登记号：06-2021第138号。

版权所有·翻印必究

图书在版编目（CIP）数据

活用可摘局部义齿/（日）和田淳一郎，（日）高市敦士，（日）若林则幸著；顾洁，徐晓溪译. —沈阳：辽宁科学技术出版社，2024.1

ISBN 978-7-5591-3134-8

Ⅰ.①活… Ⅱ.①和… ②高… ③若… ④顾… ⑤徐… Ⅲ.①义齿学 Ⅳ.①R783.6

中国国家版本馆CIP数据核字（2023）第152094号

出版发行：辽宁科学技术出版社

（地址：沈阳市和平区十一纬路25号　邮编：110003）

印 刷 者：深圳市福圣印刷有限公司

经 销 者：各地新华书店

幅面尺寸：210mm×285mm

印 张：11

字 数：220千字

出版时间：2024年1月第1版

印刷时间：2024年1月第1次印刷

策划编辑：陈 刚

责任编辑：张丹婷 殷 欣

封面设计：袁 舒

版式设计：袁 舒

责任校对：张 晨

书 号：ISBN 978-7-5591-3134-8

定 价：198.00元

投稿热线：024-23280336

邮购热线：024-23280336

E-mail:cyclonechen@126.com

http://www.lnkj.com.cn

　　可摘局部义齿的适应人群年龄跨度很大，虽然部分患者由于不够美观和维护烦琐等问题不愿意使用可摘局部义齿，但合并内科疾病或需要日常陪护的可摘局部义齿潜在使用人群正在逐渐增加。伴随口腔医疗的发展进步，我们有越来越多的方法来保留天然牙，但也导致经历过多项口腔治疗的患者口内情况更加复杂。在口腔治疗中，制订一个能够准确反映治疗过程和长期预后的治疗方针，获得患者的充分的知情同意变得越来越重要，而可摘局部义齿在此方面也发挥着越来越多的作用。

　　在以往的教育中，我们会根据牙齿的缺损状况来制订最终义齿的设计方案。其实，这仅仅是制订治疗方针中的一部分，现今我们更加追求的是发挥可摘局部义齿在整个治疗过程中的功效，追求"活用"。所谓"活用"，即指在各种情况下灵活应用可摘局部义齿，也可以理解为"对于不同患者，要如何将教科书中的知识进行重新排列组合"。本书精选了能够即刻应用于临床的内容，并进行了详细的讲解，总结了"活用"可摘局部义齿的实际应用方法。若能在日常临床的治疗方针决策方面，为惠阅此书的您贡献绵薄之力，作者将不胜荣幸。

作者

2016年1月

活用可摘局部义齿的决策制定

☑ 可摘局部义齿在生命进程中扮演的角色

可摘局部义齿治疗与充填治疗、牙髓治疗、冠桥义齿及种植治疗具有本质上的不同。相对于龋齿治疗和固定修复这些以"完全治愈"为目标的治疗，可摘局部义齿的患者中很多是无法以此为目标进行治疗的。当然，树脂充填和牙髓治疗也无法将牙齿恢复到患龋齿之前的状态，但至少能给患者一种从功能到外观已经"被治愈"的感觉。而戴入可摘局部义齿的患者则更多是抱有一种今后牙齿缺失会越来越多，且这些缺失的牙齿也会使用可摘局部义齿进行修复的心态。这是因为无论龋齿再发和牙周病慢性化是否严重，牙齿与牙周状态均会呈现下降趋势（**图1**）。

对于生活方式疾病及糖尿病等内科疾病的患者来说，这种下降趋势则更为明显。他们往往多数牙齿曾接受过龋齿治疗。因此，即使牙周病程度较轻，预后也并不乐观。这类余留牙齿的诊断和治疗时机的判断，将会对可摘局部义齿的设计与制作周期产生很大影响。考虑到这一因素，可摘局部义齿治疗其实类似于慢性内科疾病的治疗，与其说是"完全治愈"，不如理解为把握住生命进程中的某一阶段加以治疗。

☑ 可摘局部义齿临床学进入转型期

以往可摘局部义齿在教科书中所阐述的设计原则与方式，是基于无基础疾患、余留牙牙周组织健康、龋齿治疗预后无隐患、无咬合功能问题的条件下所构建的。

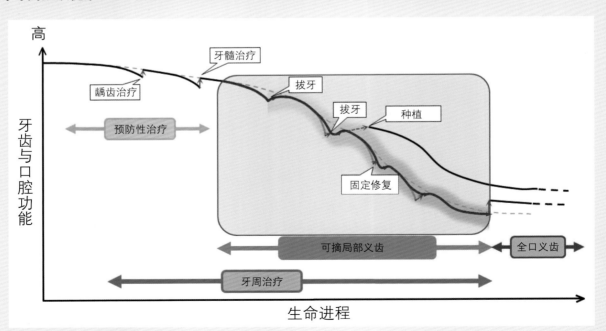

图1　患者牙齿、口腔功能变化与牙科治疗的关系
口腔功能是以余留牙齿数量为衡量标准的。可摘局部义齿在口腔功能急剧下降的阶段十分必要，不仅作为应急处置，更在持续治疗的方面发挥着积极的作用。

然而，现实中这样的患者几乎不存在。所以，可摘局部义齿治疗越发追求以现状为基点。特别是义齿戴入后，为使后续牙科治疗达到更高水准，在做决策制定（decision making）时，要着重考虑以下两点。

■ 作为临时义齿（provisional denture）的可摘局部义齿

在诊断明确的前提下，为尽快解决患者的主要问题（主诉），或者为恢复日常生活的必要功能，我们需要活用临时义齿，为接下来的治疗能够顺利进行打下良好的基础。

这里的"provisional"也可以不理解为"临时"的意思，而去按照字面来理解：为达到"预先观察"的作用而使用的义齿的意思。初诊时牙周炎控制不良而难以设定最终治疗方案，余留牙之间没有咬合接触、颌间关系难以确定时，临时义齿都发挥着十分重要的作用。另外，佩戴临时义齿并设定一个口腔周围组织恢复的时间，观察病情变化的同时确定咬合关系并制订最终修复方案，由此我们可以完成一个预知性较高的修复治疗。

■ 能够适应变化的可摘局部义齿

当存在因牙周病等原因预后不良的余留牙时，我们通常需要预想该牙缺失后的缺损状态，制订出一个即使拔牙也便于加牙修理的设计方案。而对于牙周病较重，经牙周治疗炎症减轻但松动依然存在的患者，利用可摘局部义齿的间接固定效果来保护余留牙避免承受外伤性咬合力的设计是十分必要的。

特别是对于一些高龄患者，接受能够适应身体和生活环境变化的治疗是非常重要的。有报告指出，未经适当的口腔修复治疗而直接进入看护状态，会导致营养不良等问题，我们认为修复治疗是保证高龄者健康的必需医疗。然而，值得注意的是，运动能力降低会导致口腔和修复体卫生管理能力降低。因此，由于可摘局部义齿相较于特别是磨牙区的固定修复，更便于患者自身和看护者进行卫生管理，可以预见其需求量将会在日后逐渐增大。对于一些即使接受治疗也能预测到将来牙齿缺失的高龄患者，我们在制订治疗计划时，应考虑到他们的居住环境是否方便牙科就诊。因此，我们也要考虑可摘局部义齿的设计和材料是否能够应对戴入后的变化。

本书对可摘局部义齿治疗不同类型的典型病例进行要点解说，并辅以其他病例进行阐述。各病例的主题均为可摘局部义齿治疗中必须掌握的内容，期待本书可以让您在阅读内容的过程中，自然而然地做到将临床上的决策制定和活用方法融会贯通。

目　录

病例 1

可摘局部义齿的引入

突然有一天，患者被建议佩戴义齿

　　患者首次佩戴义齿，通常因为在拔牙后被诊断为无法使用固定桥或种植体进行修复。而被拔掉的牙齿，很可能是经过了长期治疗、原以为可以保留更长时间的牙齿，因此很多患者此时会比较苦恼。

1 治疗过程小结

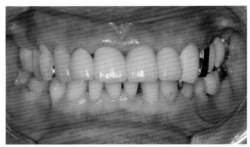
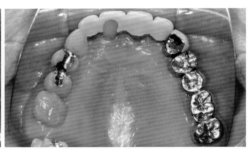

图1-1　近期无自觉症状及外观变化，但被之前就诊的医生诊断为需要佩戴义齿，患者十分不安，遂来院。

主诉：牙科就诊时被诊断需要拔牙（70岁，女性，**图1-1**）。

既往史：7年前，上颌前牙树脂半包冠和磨牙区固定桥治疗，当时被告知治疗已结束。

现病史：半年前感觉上颌前牙松动，因无疼痛而未就医。近来进食时出现疼痛，上次就诊时被诊断需要拔牙。

✏ **牙位记录**（图1-2）：

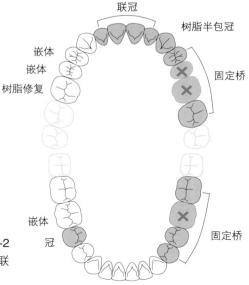

图1-2

磨牙区大部分牙齿接受过治疗，通过固定桥或联冠联结，很难掌握各颗牙齿的情况。

📝 **着眼点**：

☑ 固定桥基牙状态不良。

☑ 叩齿点（tapping point）稳定。

☑ 𬌗平面无错乱。

📑 **决策制定时需要考虑**：

☑ 修复治疗后未坚持维护。

☑ 没有义齿使用经验，对于佩戴义齿有抵抗、担忧情绪。

② 检查

📝 **X线检查**（图1-3）：

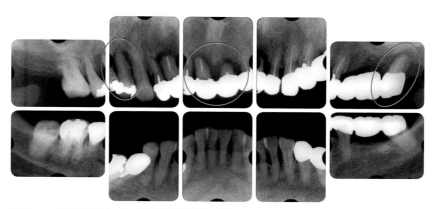

图1-3　红圈所示为牙周病发展严重的部位。

📝 **牙周检查**（图1-4）：

	8	7	6	5	4	3	2	1	1	2	3	4	5	6	7	8
松动度		0	2	3	0	1	1	1	1	0	0				0	
BOP																
牙周袋		3 2 2	2 2 3	9 2 6	2 2 2	2 2 3	10 9 8	6 6 3	2 3 3	2 3	5 2 2				3 6 4	
		3 2 2	2 2 2	8 3 8	4 2 2	2 2 2	7 7 7	6 5 2	2 2 2	2 4	2 2				3 3 8	
BOP																
牙位	8	7	6	5	4	3	2	1	1	2	3	4	5	6	7	8
牙位	8	7	6	5	4	3	2	1	1	2	3	4	5	6	7	8
BOP																
牙周袋		3 2 3	3 2 2	2 2 2	2 2 2	2 1 2	2 1 2	2 1 2	2 1 2	2 1 2	2 2 2	2 2 2			3 4 3	
		3 2 2	2 2 2	2 2 2	2 2 2	2 1 2	2 1 2	2 1 2	2 1 2	2 1 2	2 2 2	2 2 2			3 4 3	
BOP																
松动度		0						1	1	0	0	0	0		0	

图1-4　上颌前牙区骨吸收明显，拔牙处置妥当。上颌左侧固定桥基牙可见较深牙周袋。

📝 **颌面部检查**：

　　垂直距离未见明显减小，𬌗平面轻微不调。叩齿点稳定，正中颌位未见明显错位。

📝 **颞下颌关节、咀嚼肌群**：

　　无自觉、他觉异常。

✎ **功能障碍：**

无自觉、他觉异常。

颞下颌关节、咀嚼肌群异常及功能障碍的简易检查法

颞下颌关节、咀嚼肌群异常、紧咬牙（tooth contracting habit）、睡眠磨牙症等副功能（parafunction），即便治疗顺利也会出现功能障碍，所以术前检查十分必要。

① **颞下颌关节触诊**

确认有无压痛、髁突左右运动差、关节弹响及关节杂音。

② **开闭口型偏斜**

视诊确认存在偏位时，偏位侧髁突运动幅度偏小。

③ **开闭口运动时疼痛**

运动时疼痛多出现于关节盘前方移位时，也会出现于肌肉疲劳和关节变形时。怀疑关节变形的情况下，使患者保持开口约10mm然后拍摄曲面断层片来确认关节形态。

④ **开口度**

下颌运动正常的情况下通常开口量可达40mm以上，简单测定方法为观察患者能否开口至约3横指宽度（食指至无名指）。

⑤ **咀嚼肌群**

当上下牙咬住时咬肌明显肥大，应怀疑是否有睡眠磨牙症或咬合力过大。另外，也可通过触诊确定咬肌、颞肌有无压痛。

⑥ **TCH（牙齿接触癖）**

有自觉症状的患者较少，若出现以下情况，下次就诊前需要患者自行确认。

a）从傍晚起感到颞下颌关节、咀嚼肌群疲劳。

b）询问患者"一天之中上下牙接触的时间大概有多久？"，回答大于功能性（进食、唾液吞咽时的接触）接触时间（20～30分钟）。

⑦ **睡眠磨牙症**

确认患者有无自觉症状，或向睡眠同伴确认患者有无症状。另外，确认起床时颞下颌关节、咀嚼肌群是否有不适。多数牙咬合面存在过度磨损时，可怀疑睡眠磨牙症。

---

③ 诊断 ···

诊断：重度牙周炎导致咬合关系不良的早期阶段

取得患者知情同意时的说明方法

"很遗憾，您的几颗前牙牙周病情况比较严重只能拔除。因为需要根据您的余留牙的状态来决定，现阶段还不能确定拔牙后能否使用固定桥进行修复，不过我们可以先佩戴可摘局部义齿，进行牙周病的治疗。最终以什么方式进行修复，我们看治疗结果之后再一同商量决定。

因为是第一次佩戴义齿，初期阶段异物感会比较强烈，说话发音或许会有些不便，疼痛的地方经过调整是一定可以改善的。有些状况适应起来可能需要一段时间，能调节的地方我们会尽量为您调节，所以有哪里觉得不舒服，请尽管提出来。大多数患者经过调节都能够慢慢习惯，不再疼痛且能顺利咀嚼食物。"

治疗方针 ▶ 计划拔牙部位：4 1|1

制作即刻义齿，制作时为提高义齿可清洁性，便于牙周基础治疗操作以及评估各颗基牙状况，我们将5 6|的人工牙切断去除，以此即刻义齿作为临时义齿。根据余留牙牙周状况评估结果来决定最终义齿的设计方案。

治疗计划 ▶ ① 临时义齿（即刻义齿）的制作。
② 拔除无法保留的牙齿。
③ 牙周基础治疗。
④ 设想最终修复，进行包括临时活动义齿在内的临时修复。
⑤ 包含最终活动义齿的最终修复。

A 病例 实际治疗过程

1 临时义齿（即刻义齿）的制作

① 初印模（藻酸盐印模材）。
② 制作研究模型。
  ⇒ 测绘、预设计、确认牙体预备部位
③ 牙体预备。
④ 使用成品托盘制取精密印模（寒天藻酸盐联合印模）。
⑤ 牙尖交错位下取咬合关系（硅橡胶咬合记录材）。

2 设计要点

由于计划拔牙的部位在模型上会被磨除，牙槽嵴的形态与实际口腔内将有所不同，因此极强杆不要设计在牙槽嵴顶上。

|7经过牙周治疗后采取保留方针，因此采用了拔牙后便于加牙的基托设计（图1-5）。

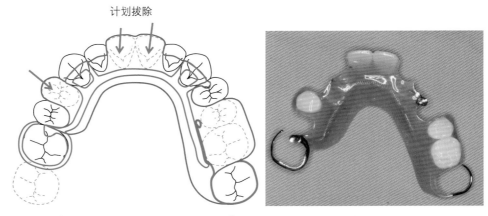

图1-5 4 1︱1 拔牙，将临时义齿设计为去除 ︱5 6 人工牙后安装的即刻义齿。

> **设计▶**
> ·︱6 ：近中殆支托，近远中邻面板，铸造环形卡环　　·︱3 ：舌支托
> ·3︱：舌支托　　·︱7 ：锻丝环形卡环

3 牙周基础治疗

刷牙指导（tooth blush instruction，TBI）后进行了牙周基础治疗。︱7 无法保留，拔除后进行了加牙修理，并于︱4 处添加了锻丝卡环（**图1-6**）。

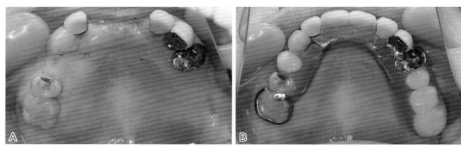

图1-6 图为︱7 拔牙后（A）以及临时义齿加牙和︱4 添加卡环后。

4 临时修复

·牙周基础治疗结束后，牙周组织状态稳定，于是进行了非游离端缺损的固定桥修复。游离端缺损则制作了双侧设计的可摘局部义齿。
·设想最终修复制作了临时桥和临时活动义齿（**图1-7**），经过一段时间的观察确定修复设计是否妥当。

1—临时桥的制作

为保留目前侧向滑动运动的接触面，根据切导盘（**图1-7右**）制作了临时桥。

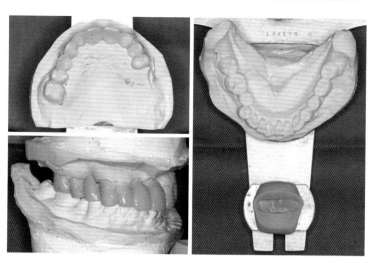

图1-7

$\overline{5}$和$\underline{4}$预先设计了支托窝和导平面。

2—临时义齿（确认用）的制作

初印模（藻酸盐印模材）。

⇒ 用个别托盘取精密印模（硅橡胶印模材）。

⇒ 牙尖交错位下取咬合关系。

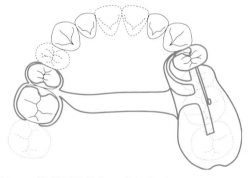
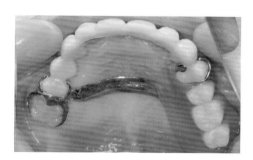

图1-8　设想最终修复，进行临时义齿的设计。

> **设计（图1-8）** ▶
> ·$\overline{6\,5}$：间隙卡环
> ·$\underline{4}$：锻丝RPA卡环（近中𬌗支托、近远中邻面板、锻丝卡环）（参见P30）

5　固定桥、最终义齿的制作 ·······························

佩戴临时义齿后，经过大约6个月的牙周维护和牙周治疗，进入最终修复阶段（**图1-9**）。

☑ 最终义齿沿用了临时义齿的设计（设计图略）。

☑ 侧方诱导左右均采用组牙功能𬌗。

☑ 确认余留牙牙周组织已处于稳定状态。

☑ 在美观和功能性方面患者均十分满意。

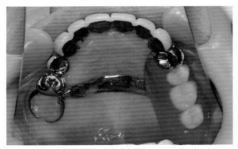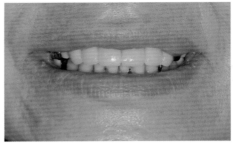

图1-9　治疗结束后口腔内以及口唇照片。

6　最终义齿调整

　　最终义齿佩戴一周后，腭杆中央部出现疼痛、泛红。上腭硬区受压变形小，义齿功能性下沉会施加较强压力，因此对腭杆黏膜面进行了研磨。一周后上颌结节颊侧面出现咬合疼痛，于是进行缓冲调整（**图1-10**），同时调节了工作侧的咬合接触。

　　由于本病例在最终义齿修复前的临时义齿阶段没有出现任何问题，所以只做了两次简单的黏膜面调整和调𬌗后，便进入了维护阶段。

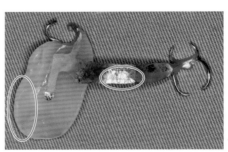

图1-10

由于义齿功能性下沉，调整了上颌结节的颊侧面和义齿基托黏膜面。

小结

　　初诊时，牙周炎未得到良好控制，且患者对于使用义齿抱有抵触情绪，因此很难决定最终义齿修复设计。初次使用义齿的患者通常比较不安，耐心细致地说明义齿的优点是十分必要的。拔除难以保留的牙齿，而后进行牙周治疗，若效果良好，最终修复也可以考虑固定桥修复。上述治疗计划取得了患者的同意。经过牙周治疗，余留牙牙周组织稳定，因此确定了非游离端缺损采用固定桥，游离端缺损采用可摘局部义齿的治疗方针，进入最终修复阶段前采用了与最终修复设计一致的临时修复，并确认无任何功能性问题。此外，为避免侧方咬合接触在治疗前后出现变化，在取咬合关系时，需注意避免偏离牙尖交错位。

治疗开始阶段的准备工作

📋 诊断要点

☑ 拔牙的必要性。　　　　　　☑ 余留牙的数量和分布。

☑ 余留牙的松动与间接固定。　☑ 外观恢复的重要性。

📝 知情同意

1 诊断要点：着眼于4个方面

1—拔牙的必要性

考虑到患者想要的治疗效果和未来的生活，拔牙是有效且必要的牙科治疗手段之一。判断是否需要拔牙以牙体牙髓学观点为基准，但同时又必须加入修复学观点才能提高治疗的成功率（图1-11和图1-12）。

<table>
<tr><td>牙体牙髓学观点</td><td></td><td>修复学观点</td></tr>
<tr><td>
·炎症
·骨吸收
·牙周组织状态
·牙根隐裂
·根分叉病变

判断基准
感染能否去除
支持组织是否健康
</td><td>＋</td><td>
·健康牙体组织的量
·在牙列中的位置
·松动程度

判断基准
是否参与咬合
能否作为基牙承重
能否对义齿稳定起到作用
</td></tr>
</table>

图1-11　拔牙的判断需要从多角度进行评估。

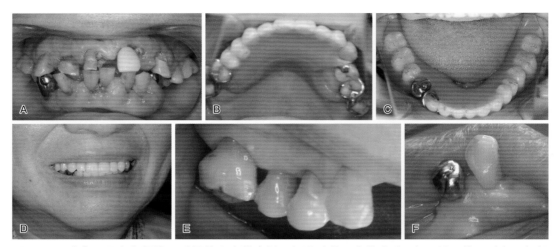

图1-12 重度牙周炎全颌拔牙后佩戴义齿的病例。初诊时的口内状态（A），以及拔牙后上下颌佩戴义齿的状态（B，C），佩戴义齿后患者坚持就诊进行牙周治疗，积极进行口腔清洁和维护义齿（D），维护期余留牙的牙周状态较初诊时有大幅改善（E，F）。

2—余留牙的数量与分布

为恢复咬合功能，义齿不可在口腔内移动，最好能与基牙合为一体担负咬合功能。要想设计出稳定的义齿，通过术前检查尽早掌握可充当基牙的牙齿的分布情况是十分重要的。

特别是游离端缺损的病例，义齿的移动情况会根据相邻基牙的支持能力不同而有很大差异。单根前牙牙根面积小，萌出方向也不是适于承担义齿咬合压力的牙体长轴方向。如**图1-13**所示，尽管缺损情况相似，仅仅是一颗尖牙的缺失也会导致义齿的支持能力显著下降，很难让义齿保持稳定。

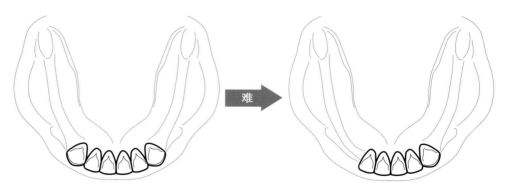

图1-13 尽管是几乎相同的缺损形态，但仅仅多了一颗尖牙的缺失也会使义齿的支持能力显著下降，难以保持稳定。

■ 获得前牙余留牙支持的必要性

图1-14为右侧下颌尖牙缺失的游离端缺损病例。为充分发挥前牙区的支持功能，需要慎重考虑固位体的设计。切支托虽然存在美观问题，但传递压力的方向是最易负担咬合压力的牙体长轴方向，能够发挥强有力的支持作用。另外，如**图1-15**所示，连续的舌支托为前牙提供了间接固定，这种方式也能起到增强前牙支持能力的效果。

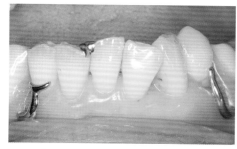
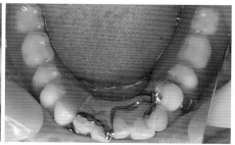

图1-14　右侧下颌尖牙缺失的游离端缺损病例
为充分发挥前牙区的支持功能，需要慎重考虑固位体的设计。切支托虽然存在美观问题，但传递压力的方向是最易负担咬合压力的牙体长轴方向，能够发挥强有力的支持功能。

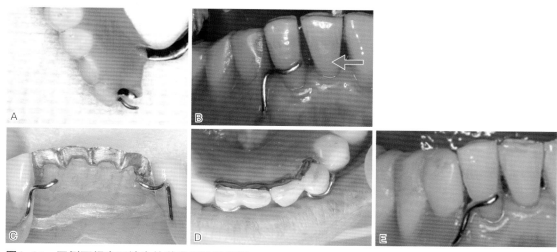

图1-15　双侧下颌尖牙缺失的游离端缺损病例
旧义齿在 $\overline{1|}$ 设计了舌侧支托（A），但随着义齿的下沉，$\overline{1|1}$ 之间出现缝隙，基托下黏膜出现疼痛。新义齿设计了 $\overline{1|3}$ 的连续舌支托，起到了间接固定的效果，防止了义齿下沉，最终缓解了黏膜面疼痛（C~E）。

■ **应对对颌关系平衡丧失**

　　上下颌余留牙分布有差异（交叉错位咬合）时，为避免戴入后出现问题，应慎重考量（**图1-16~图1-18**）。在之后章节中会有所涉及，固位体的设计和基托形状的设定要慎重，设法减少义齿的不稳定。

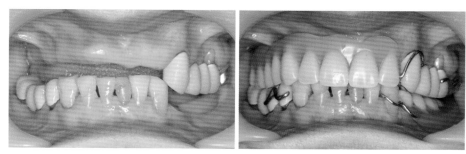

图1-16　上颌右侧磨牙区至前牙区缺损、下颌左侧磨牙区缺损的左右交叉错位咬合病例。不仅受压加压不平衡，𬌗平面也向左下倾斜。制取咬合关系时，下颌很可能偏向左侧。

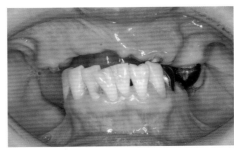
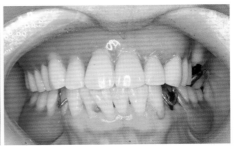

图1-17　上颌左侧磨牙区以外缺损，下颌仅前牙区残存的病例。前后向、左右向均为交叉错位咬合，是相当难以获得义齿稳定的病例。

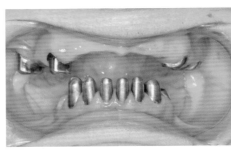
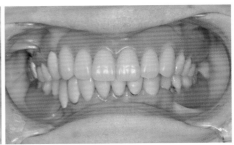

图1-18　交叉错位咬合通常会并发垂直距离减小、殆平面错乱，以及咬合位置偏斜，使用套筒冠和磁性附着体的覆盖义齿效果较好。

3—余留牙的松动和间接固定

若缺损长期不予处理，会出现如图1-19所示的因邻牙倾斜、对颌牙过长导致的牙列不齐，造成清洁困难和殆干扰。另外为填补缺损部分的空隙还会出现舌体肥大与颊黏膜肥厚。需要通过佩戴可摘义齿来防止此类问题的发生。而对于牙周状况不理想的余留牙来说，积极运用义齿的间接固定效果，还可以维护牙列及牙周组织的良好状态。

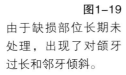
图1-19
由于缺损部位长期未处理，出现了对颌牙过长和邻牙倾斜。

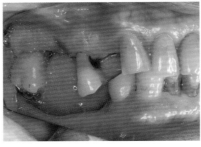
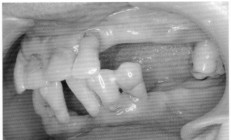

■ 可摘局部义齿的间接固定效果

将余留牙进行连接固定可以减轻咬合不适的症状、稳定牙周组织。固定的分类如图1-20中所示，临时义齿和最终义齿可以分别作为临时固定可摘装置和永久固定可摘装置来使用（图1-21）。

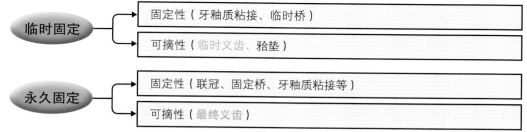

图1-20 余留牙固定方法分类

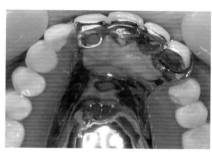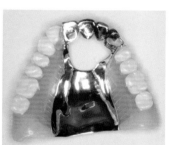

图1-21
上颌前牙区使用联结支托做间接固定（可摘性永久固定）的可摘局部义齿。此缺损状态已超过10年，却依然没有因为下颌前牙的撞击而出现扇形外展。

　　活动义齿比固定性修复更容易实现全牙弓夹板（cross arch splint）。如**图1-22**所示病例，如果要获得同样的固定效果，使用固定性修复则需要进行全颌牙体预备，牙体组织切削量会相当大。而使用活动义齿则能够以最低程度的牙体预备量应对绝大多数的病例。

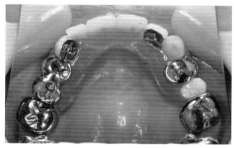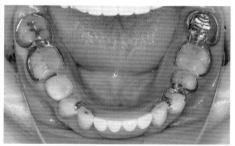

图1-22 活动义齿作为全牙弓夹板

4—外观恢复的重要性

　　外观方面，为满足患者需求需要实施以下2点：

　　1）检查旧义齿人工牙排列和卡环的暴露情况，对此征求患者意见。

　　2）检查计划设置卡环的基牙与口唇的覆盖位置关系。

　　图1-23 ~ 图1-26均为对外观不满意而来院的病例。影响外观问题的主要因素为以下几点：

　　① 卡环的设定位置（**图1-23**）。

　　② 牙齿缺失、牙槽嵴吸收及缺损、人工牙排列位置、色调不良（**图1-24 ~ 图1-26**）。

■ **经检查确认的外观问题**

① **卡环**

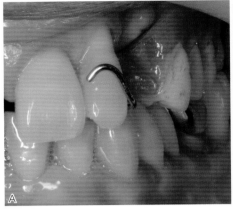

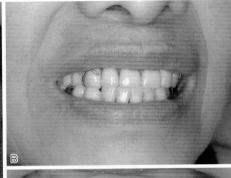

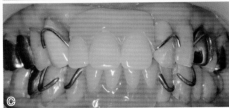

图1-23 针对前牙区缺损制作的义齿对外观不满的3个病例。

A：在侧切牙上设计卡环及牙龈退缩造成不美观。

B：卡环设计在日常说话时能被口唇遮挡住的位置，但微笑时会暴露出来。

C：前牙区缺损的义齿卡环采用了近中起始的设计。

② **先天性牙齿缺失**（图1-24）

多颗牙先天缺失的病例。牙齿缺失和牙槽嵴吸收影响外观。

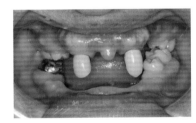

图1-24

③ **腭裂**（图1-25）

上颌腭裂（箭头所示位置）伴随牙槽嵴缺损和牙齿缺失的病例。

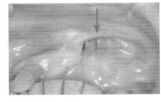

图1-25

④ **牙槽嵴吸收**（图1-26）

主诉口唇褶皱的病例。因牙槽嵴高度吸收导致面容呈现老态。

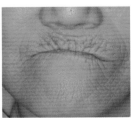

图1-26

考虑到功能性，有时会难以避免卡环和基托等义齿构成要素所造成的外观不良问题，因此要在术前检查阶段就告知患者需要在哪里设计卡环。

另一方面，当前牙区设计的卡环可以被口唇覆盖，不影响日常美观（**图1-27**），或者在与美观相比患者更加重视功能、无须优先恢复外观（**图1-28**）时，则不要过分追求美观。

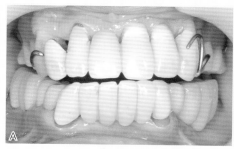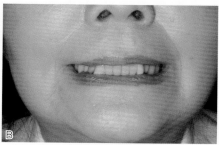

图1-27　旧义齿<u>3</u>和<u>4</u>设计了卡环。当使用开口器从正面观察时，可见前牙区的固定桥也存在美观问题（A）。但是，由于此患者的口唇将上颌牙列完全覆盖，因此实际上并没有出现卡环导致的美观问题（B）。在没有佩戴开口器的情况下，自然说话或轻轻牵拉口角确认口唇外观，据此确立新义齿的治疗计划。

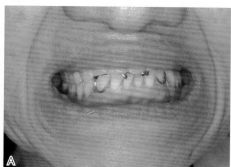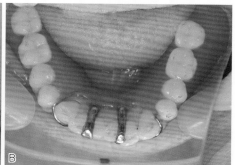

图1-28　上下颌义齿使用10年以上未曾出现任何问题，此次就诊希望进行牙周维护。虽然患者开口时锻丝卡环、切支托均显露出来，但因咀嚼时十分舒适，所以对义齿相当满意。对于此类病例，并不需要推荐患者重新制作义齿。

■ **解决方法示例**

前面介绍的病例，是对外观不满意来寻求解决办法的。

由于卡环原因造成的外观问题，可以通过改变卡环种类（**图1-29**和**图1-30**）或变更基牙的方法改善（**图1-31**）。

① 非金属卡环义齿

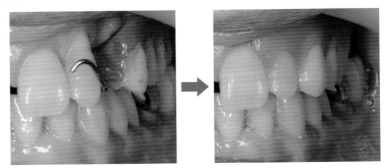

图1-29 在图1-23（A）的病例中，除金属卡环外牙龈退缩也对外观造成了一定影响，但患者对此并没有在意，因此使用卡环为树脂材质的非金属卡环义齿即可获得恢复美观的效果。

② 改为杆状卡环

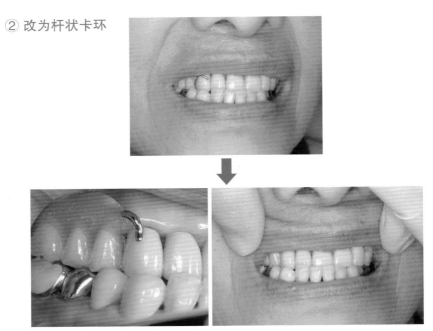

图1-30 在图1-23（B）的病例中，将新义齿的I杆设计在能被上唇覆盖的位置，解决了美观问题。

③ 改变卡环的位置

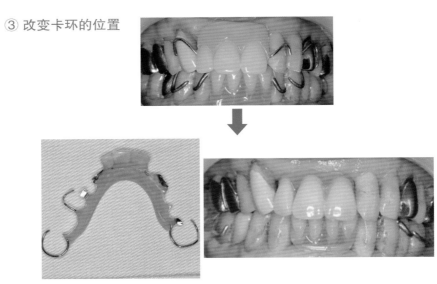

图1-31 为余留牙牙周治疗以及拔牙而制作的临时义齿，考虑到美观问题将卡环设计在了后方。

　　针对牙齿缺损、牙槽嵴吸收引起美观问题的病例，结合余留牙及牙龈的颜色、形态设计制作的义齿能够达到恢复外观的效果（**图1-32～图1-34**）。

④ 人工牙和牙龈的形态与色泽的调整

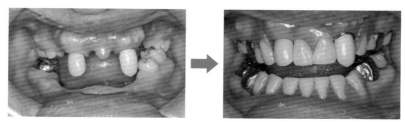

图1-32　通过佩戴与余留牙和牙龈颜色协调的义齿恢复了功能和外观。

⑤ 通过腭义齿恢复

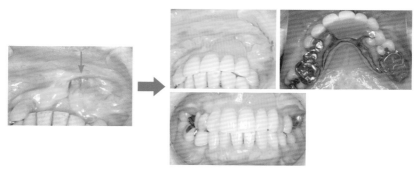

图1-33　利用义齿基托覆盖腭裂部分，恢复上唇丰满度。旋转戴入的设计可以省略掉前牙区的卡环，而在磨牙区设计强力的固位体。

　　患者对于外观的要求因人而异。在治疗前，对患者的要求做出确实的判断，将功能性与美观性的平衡反映到义齿的设计中，是当前牙科医生需要具备的重要的诊断能力。

⑥ 唇丰满度的恢复

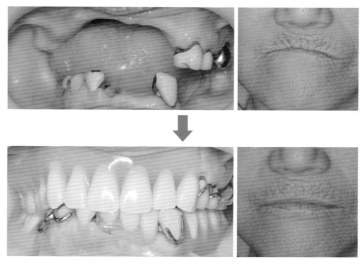

图1-34　可以通过基托恢复唇丰满度的效果，从而恢复闭口状态时的容貌外观。

2 知情同意：患者都理解了哪些内容 ···

可摘局部义齿可以恢复丧失的功能，而它与其他修复治疗一样，要借助余留牙和牙槽嵴才能获得治疗效果，因此可以说是一种代偿性治疗。为了获得确实的治疗效果，需要实施基牙预备。医生首先要评估每位患者的治疗的必要性（该治疗对患者是否是最适当的选择），然后向患者说明之后再实施治疗。

可摘局部义齿适用范围广，几乎不受年龄和口腔状态的限制，但是对于呕吐反射强烈、口腔内感觉敏锐，或者存在情绪问题的患者来说，也可能存在不适用的情况。因此，在充分全面的问诊，掌握患者个人情况的前提下，也要充分认识到可摘局部义齿治疗的局限性（**图**1-35）。患者有时会对牙科医生抱有不切实际的过分期待，倘若在治疗途中才意识到这一点，往往为时已晚，甚至可能导致医疗纠纷。

如果家人当中没有使用可摘局部义齿的人，那么患者通常会不适应，尤其在初次使用义齿时会对义齿治疗抱有强烈的不安。由于义齿戴入后通常会出现疼痛或异物感，因此治疗前后多与患者沟通，让患者明白他需要与医生一起努力合作才能让义齿在日常生活中发挥作用。

效果	缺点
① 恢复形态	① 对组织的力学负担
② 恢复功能	② 卫生问题
③ 恢复外观	③ 口腔感觉问题
④ 便捷性	④ 心理负担
⑤ 为老龄化做准备	⑤ 维护负担

图1-35　知情同意要同时对患者说明效果和缺点，而不能仅谈其中一方面，这样治疗才会成功。

病例2

卡环出现松动

A
病例

使用中的义齿出现松动

　　使用中的义齿固位体出现不密合的情况很常见，如卡环变形脱离基牙，或者虽然卡环断裂但患者并没有意识到而还在继续使用。若可摘局部义齿具备足够的支持力和固位力，那么有时候会有少许固位效果，然而，若固位力低于必要值的下限，义齿就会在咀嚼时脱落，这通常成为放弃使用义齿的原因。

1 治疗过程小结

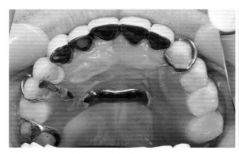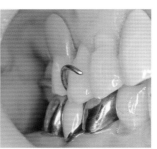

图2-1　锻丝卡环不密合导致固位力下降。

主诉：3年前制作的义齿出现松动，咀嚼时脱落（70岁，男性，**图2-1**）。

既往史：5年前开始牙周病的治疗，当时磨牙区拔牙后制作了治疗用义齿，牙周治疗结束后进行了上颌前牙区的修复。

现病史：3年以前在医院定期治疗牙周病，之后由于工作繁忙，于牙周病治疗结束后、最终义齿制作前治疗中断。除松动外未见其他明显异常。

✏️ **牙位记录**（**图2-2**）：

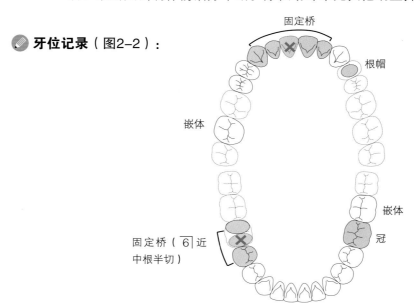

图2-2　上颌磨牙区缺失较严重，下颌牙列基本完整。

着眼点：

- ☑ 锻丝卡环不密合。

可能的原因：

- ☑ 锻丝卡环在摘戴时不够顺畅。
- ☑ 摘戴方法有问题。

2 检查

牙周检查（图2-3）：

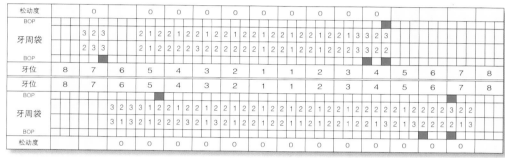

图2-3　全颌牙周袋均在3mm以下，BOP局限于基托接触部、根帽部（|4̲ ）及下颌磨牙区。余留牙无松动，菌斑控制较好，牙周病风险较低。

颌面部检查（Wills法）：

未见明显垂直距离减小、𬌗平面错乱。叩齿点稳定，正中𬌗位未见明显错位。

颞下颌关节、咀嚼肌群：

咬肌发达，咬合力可能较强。

功能障碍：

全颌可见磨损，怀疑睡眠磨牙症。

3 诊断

<u>诊断：义齿不合适导致咀嚼功能障碍</u>

取得患者知情同意时
的说明方法

"义齿的金属钩原本应该不松不紧，具备刚好合适的力度，而现在有些松了。我检查了一下您的义齿，发现如果调整一下虽然能让义齿不那么容易松脱，但戴入的时候就变得比较困难，而且过一段时间又会变松。所以据我判断需要重新做一副义齿。为了让新义齿更加密合，制取印模之前个别牙齿表面需要进行少许修整。"

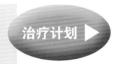

① 制作新义齿（最终义齿）的基牙预备和旧义齿的调整。
② 制作新义齿。

A病例　实际治疗过程

1　初印模（藻酸盐印模材）

① 制作研究模型。
② 观测。
=> 确定义齿就位方向
　　 确认需要调改的部位
③ 制作个别托盘。

2　基牙预备

支托窝：在旧义齿支托窝的基础上调整形态。

调改（**图2-4**）：向牙颈部方向降低基牙观测线（外形高点线），调磨**图2-4**中的黄色区域。

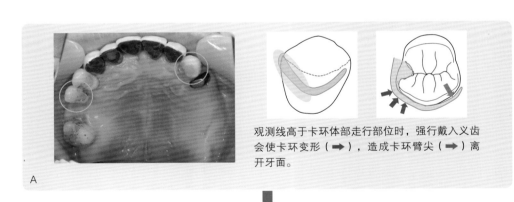

A

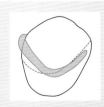 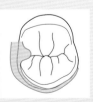

观测线高于卡环体部走行部位时，强行戴入义齿会使卡环变形（➡），造成卡环臂尖（➡）离开牙面。

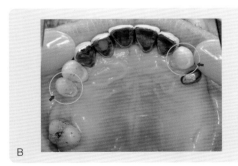

B

为使卡环与牙面密合，卡环走行部位必须与观测线保持恰当的位置关系。

图2-4　与调改前（A）比较，基牙预备（B）时将卡环体走行（箭头）的牙尖嵴向腭侧调整了一些。

3　义齿设计

　　方案有两种，一是以 ⑦6⑤| 固定桥修复 6| 的缺失后制作新义齿，或是同旧义齿一样整体均采用义齿进行修复（**图2-5**）。

　　在本例中，

· 7| 冠根比不良，不宜作为基牙。

· 将右侧的非游离端缺损加入义齿构成，可获得更强的内侧保持力（有利于义齿稳定）。

　　基于上述理由，依旧采用旧义齿的设计。

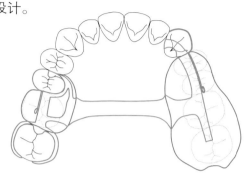

图2-5

考虑到日后若 7| 丧失，需要加牙、加基托修理时， 5| 将成为直接固位体，所以预先设计成近中𬌗支托。

设计▶
· 5|：联合卡环（近中𬌗支托、近远中邻面板、腭侧铸造卡环对抗臂、颊侧锻丝卡环臂）
· 7|：铸造卡环（近中𬌗支托、近中邻面板）
· |3：联合卡环（舌支托、远中邻面板、锻丝卡环）
· 腭杆

补 充 说 明 设计在尖牙处的联合卡环，由于以下原因通常会省略舌侧的铸造卡环臂。
· 舌侧不存在有效倒凹，无法提供固位力
· 舌支托窝（铸造支托）兼具与颊侧锻丝卡环的对抗作用
· 通常采用双侧设计，无须较大的固位力

4　制取印模（上颌）

　　本例在制取印模前对上颌结节外侧面、翼突下颌韧带处进行了充分的边缘整塑。上腭正中部为防止气泡产生设计了溢出孔（**图2-6**）。

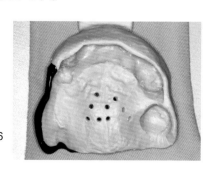

图2-6
边缘整塑后的个别托盘。

5 取咬合关系

确认垂直距离和牙尖交错位无异常后，使用暂基托蜡堤记录当前的咬合关系（图2-7）。

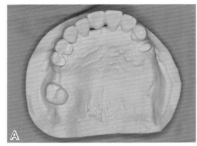

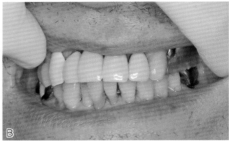

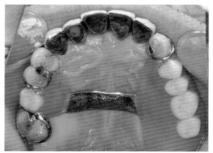

图2-7
利用暂基托蜡堤将工作模型（A）与对颌模型进行咬合，确认模型（C）是否能够重现口内的咬合接触关系（B）。

6 上颌最终义齿的戴入

最终义齿情况见**图2-8**。

· 由于作为对颌的下颌为天然牙列，且天然牙之间保留着侧方运动的引导面（右侧为组牙功能𬌗，左侧为尖牙保护𬌗），因此，将人工牙设计成只在牙尖交错位时具有𬌗接触。

· 为获得牙槽嵴支持，将左侧调整为充分覆盖上颌结节。6|为非游离端缺失，主要依靠75|的牙支持。

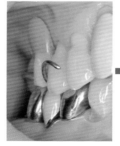 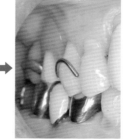 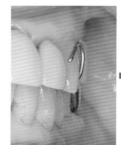 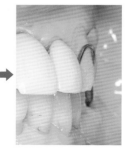

图2-8 最终义齿咬合面观（上）。与旧义齿（左）相比，重新制作的义齿（右）经过适当的基牙调改后卡环与牙面的接触更为密合。

7 义齿摘戴指导

· 椅旁指导时，先让患者看着镜子，医生为其演示如何摘戴，再确认患者能否自行摘戴。

· 告知患者，若摘戴方法不当锻丝卡环容易变形。

· 戴入时，先将义齿戴入适当位置后，同时按压双侧支托，使其稳固戴入而不可咬入。

小结

　　出现锻丝卡环不密合的情况时，处理方法有①调整卡环；②制作新义齿。而在本例中，显然是由于制作旧义齿时基牙调改不足导致的，因此，无论如何调整卡环都会很快失去密合性。对于患者来说，经常出现摘戴困难，戴入时先将义齿放到差不多的位置然后咬入，或者捏住基托一边摇晃一边摘掉等，都会对基牙和固位体造成很大负担。因此，本例处理方法是：①适当调改基牙后重新制作义齿；②进行摘戴指导。

　　重新制作义齿后，患者十分满意，表示"非常容易摘戴，使用时也很稳定"。设计上虽与旧义齿毫无差别，但基牙预备是否妥当却在很大程度上影响着患者的实际使用感受和义齿的预后。

B 解析 基牙预备与设计

☑ 基牙预备的重要性。

☑ 基本设计与必要的基牙预备（非游离端缺损、游离端缺损）。

☑ 基牙预备的顺序。　　　　　　　　　　☑ 美观性卡环的选择。

☑ 基牙的固定和根帽的选择。

1 可摘局部义齿基牙预备的重要性

可摘局部义齿治疗中最基本的治疗方针，就是在研究模型上确认基牙观测线，确定义齿设计和基牙预备部位的过程。它不仅决定了能否实现一个优秀的可摘局部义齿所必须具备的支持、稳定、固位作用，还决定了其是否兼具美观性、易清洁性和减轻基牙负担的能力。好的可摘局部义齿是可以通过以下正确基牙预备（a.→b.→c.）来获得的。

a. 导平面的预备

与邻面板相对的面。与邻面板接触面积越大固位效果越好。它减小了靠近牙颈部与义齿之间的死腔，从而减少了食物残渣的嵌入。尽管活髓牙要尽量减少磨除量，但也要保证其至少宽3mm、高2mm的尺寸，且在预备支托窝之前进行预备（**图2-9**）。

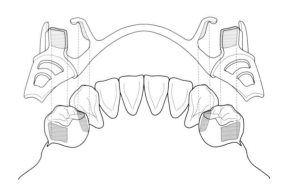

图2-9

通过预备数个导平面来确定义齿的就位方向，保证使用时的稳定性。

b. 支托窝的预备

𬌗支托适用于后牙，舌支托、切支托适用于切牙、尖牙。原则上只在牙釉质范围内进行预备，但预备到牙本质时，可用树脂覆盖牙本质表面（**图2-10**）。

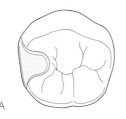
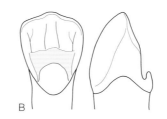
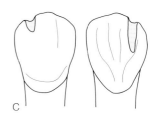

图2-10　支托窝的预备
A：殆支托；B：舌支托；C：切支托。

c. 调改（调整牙冠形态）

调改可以赋予基牙适当的倒凹分布。理想的调改可以通过冠修复来实现，而活髓牙亦可调改。通过观测可以明确需要调改的范围（**图2-11**）。

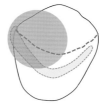
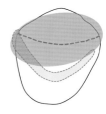

图2-11
即使卡环设计相同，调改的范围也会随观测线的改变而有所不同。观测线越高需要调改的范围就越大。

（　⬤　）：调改的范围

2　基牙预备病例

1—非游离端缺损的单侧设计

本病例为 4̲5̲ 缺失（**图2-12 ~ 图2-14**）。起初为患者建议了固定桥和种植的治疗方案，但患者最终选择了义齿修复。

由于缺损范围较小，只要充分发挥下颌尖牙的支持和固位作用，即使没有舌杆也会十分稳定，患者非常满意。

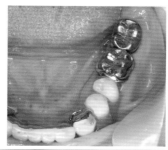
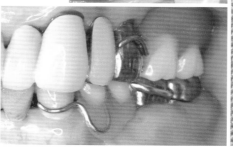
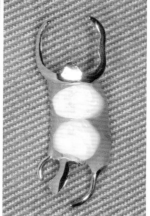

图2-12
上颌双侧游离端缺损佩戴义齿的患者。余留牙保留了左侧的尖牙保护殆和右侧的组牙功能殆。

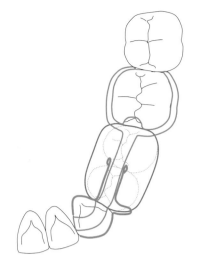

设计 ▶
· 3̅：锻丝三臂卡环（舌支托、远中邻面板、颊舌侧锻丝卡环）
· 6̅：铸造三臂卡环（近中𬌗支托、近中邻面板）

图2-13

考虑到尖牙颊侧的美观性，采用了凸点下卡环（参考P42）的设计。

■ **基牙预备**

若尖牙固位力不足会导致义齿向上脱位。而尖牙舌侧往往很难获得有效倒凹，因此，通过对基牙的适当调改可以使舌支托和邻面板发挥稳定作用，使唇侧臂充分发挥固位作用（**图2-14**）。

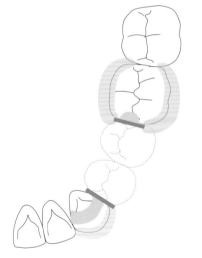

图2-14　基牙预备部位
① 3̅ 远中、6̅ 近中导平面（▬）。
② 3̅ 舌支托、6̅ 近中𬌗支托窝（▨）。
③ 可能需要调改的部位（▨）。

2—非游离端缺损的双侧设计

即使缺损为单侧，通常也要在对侧设置间接固位体来抑制义齿活动。特别是缺失牙数量较多、基牙的部分牙周组织状态不理想的情况下，采用双侧设计是十分必要的。

在**图2-15**所示的病例中，3̅4̅ 为健康的活髓牙，由于 4̅ 为1度松动，故选择了可摘义齿修复，并在对侧磨牙上设置了间接固位体以保护 4̅。考虑到异物感以及对发音的影响，6̅5̅|5̅6̅ 设计为直线型连接并尽可能做薄。由于此病例为非游离端双牙缺失，直接固位体可以承受相对较大的力，因此将大连接体宽度和横截面设计得较游离端缺损时小一些。

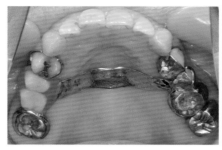
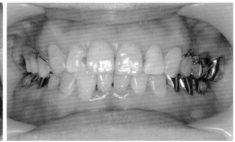

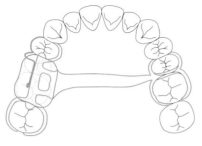

图2-15　⑦⑥⑤|固定桥的基牙⑤|因根裂拔除，重新进行固定桥修复时不仅是④|，③|也要作为基牙进行处理。

设计▶

- ④|：联合卡环（远中𬌗支托、远中邻面板、颊侧斯堪的纳维亚式卡环、腭侧铸造卡环）
- ⑦|：铸造三臂卡环（近中𬌗支托、近中邻面板）
- ⑤⑥：间隙卡环
- 腭杆

■ 基牙预备

由于具有足够的稳定作用，基牙预备仅保证最基本的固位力即可（**图 2-16**）。

图2-16　基牙预备部位

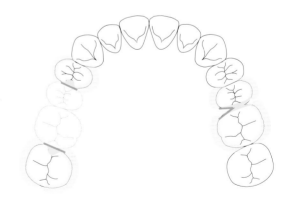

① ④|远中、⑦|近中、⑤⑥ 腭侧牙间导平面（—）。

② ④|远中支托窝、⑥|近中支托窝、⑤⑥ 隙卡沟（⬭）。

③ 可能需要调改的部位（—）。

※ 间隙卡环的𬌗支托无须特意预备至点隙，只要赋予隙卡沟足够的宽度即可起到𬌗支托的作用。

补充说明 一些人认为"初次佩戴义齿应该选择异物感较小的单侧设计"。然而，即便是单侧设计，与固定性修复相比也一定会有较大的异物感。虽然我们并不建议采用一些不必要的设计将义齿复杂化，但正因为是"初次"佩戴，即便异物感强烈，也应当选择重视保护基牙的义齿。在本病例中，向患者说明"因为之前是固定修复，现在变成了可摘义齿，所以无法避免异物感"，这样患者也就能接受腭杆带来的异物感了。

■ 固位体小结（1）

	三臂卡环 （铸造）	联合卡环 （锻丝+铸造）	间隙卡环 （铸造）
卡环			
适用于	· 磨牙和倒凹不深的前磨牙	· 主要用于前磨牙和尖牙	· 间接固位体（离缺牙部较远的固位体）
特点	· 固位力大 · 即使没有固位力也依然有稳定效果	· 固位力柔和，基牙负担小 · 容易调节 · 将锻丝设计成凸点下卡环可以增加美观性	· 具有强大的固位力，能防止对侧基托旋转 · 两颗基牙中，只要其中一颗具备固位力，另一颗无须具备固位力也能获得间接固定的效果
注意点	· 若固位力较强，摘戴时会给基牙造成负担 · 需要基牙调改	· 卡环容易松弛导致固位力下降	· 固位力易过大 · 若基牙预备不充分，则易发生卡环损坏和殆干扰 · 邻面板的稳定效果有限

从材料看可摘局部义齿   **可摘局部义齿使用的铸造金属材料**

钴铬（Co-Cr）合金

可摘局部义齿的首选金属，本书病例均使用此种金属。优点是强度、弹性模量大，刚度最高。另外与金合金相比密度低重量轻。耐腐蚀性能良好，非常适用于大连接体。但延展性较小又缺乏韧性，因此铸造卡环要避免过大的倒凹。金属由于需要铸造，技工费用一般较高。

第IV类金合金[※1] 或白金加金合金

较钴铬合金柔韧，适于用作卡环。密度大，金属基托义齿整体会比较重，且价格昂贵。

钛合金

密度最小，弹性模量与金合金接近，且不易发生永久变形，因此特别适合用于制作卡环，生物相容性高不易发生金属过敏，但能使用此金属的技工所有限。

金银钯合金

组成成分一半为银，故耐腐蚀性较低，用于卡环时折断风险高。虽然在日本医疗保险适用范畴之内，但近些年来贵金属价格持续走高，费用方面也无优势，所以不推荐作为义齿材料。

※1　译者注：日本工业标准（JIS）定义的金合金种类之一，硬度较高，含金71%、白金2%、钯3%、银8%、铜15%以及1%其他金属。

3—游离端缺损的设计（舌杆）

双侧设计是游离端义齿设计的基本，要广泛借助牙列积极获取支持、稳定效果。

图2-17所示病例中，由于右侧为非游离端缺损，可以设计多个邻面板，比较容易获得稳定效果。<u>7|</u>舌向倾斜较大，近缺隙侧存在倒凹，因此选择了卡尖位于舌侧的环形卡环。<u>7|</u>近中存在垂直性骨吸收，考虑到将来可能变成游离端缺损，所以<u>4|</u>设计成近中𬌗支托。与RPI卡环组相比，锻丝RPA卡环组具备更易调整和修理的优点。

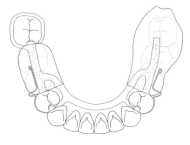 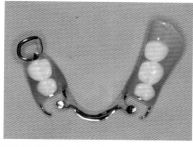 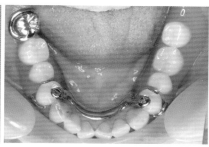

图2-17　左为义齿设计图。省略舌侧对抗臂的RPI卡环组、锻丝RPA卡环组的必需条件是，𬌗支托与邻面板一定要与牙面密合，否则使用时卡环与牙面分离，义齿难以稳定。

设计▶
- <u>4|</u>：锻丝RPA卡环组（近中𬌗支托、近远中邻面板、颊侧锻丝卡环）
- <u>7|</u>：环形卡环（近中𬌗支托、近中邻面板）
- <u>|4</u>：锻丝RPA卡环组（近中𬌗支托、近远中邻面板、颊侧锻丝卡环）
- 舌杆

基牙预备部位见**图2-18**。

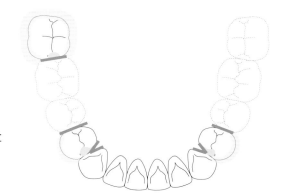

图2-18　基牙预备部位

① <u>7|</u>近中、<u>4|4</u>近远中导平面（——）。

② <u>7|</u>、<u>4|4</u>近中𬌗面支托窝（⬭）。

③ 可能需要调改的部位（——）。

■ **固位体小结（2）**

	锻丝RPA卡环组 （近中殆支托与邻面板为铸造，卡环为锻丝）	环形卡环 （铸造）
卡环		
适用于	· 与游离端缺损相邻的前磨牙	· 近缺隙侧存在倒凹的远中孤立牙
特点	· 是将RPI卡环组中的I杆替换为锻丝卡环的设计 · 近远中均设置邻面板可发挥固位力 · 省略舌侧卡环臂可提高自洁性	· 固位力大 · 可以利用倾斜牙的倒凹
注意点	· 由于没有舌侧对抗臂，殆支托与邻面板稍不精确就会使卡环臂失去固位力（要求良好的导平面预备和精准的技师操作）	· 设计不正确会导致摘戴困难 · 基牙往往需要调改 · 卡环易变形 · 卡环远中易与对颌产生殆干扰

4—游离端缺损的设计（舌板）

在游离端缺损中，黏膜支持发挥着重要的作用。但缺损部位颌骨吸收严重时，黏膜支持往往不足，于是不得不选择依靠基牙的方式。另外，在黏膜支持充分但基牙的牙支持不足的情况下，也可将咬合负担分散到多颗牙齿上。舌板比较容易同时获得多颗牙的支持和稳定效果，使得义齿更稳定。

图2-19～图2-21所示为缺损部位缺乏黏膜支持的游离端缺损病例。

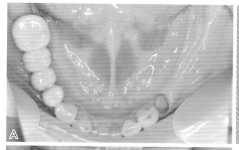
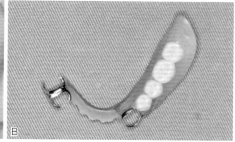
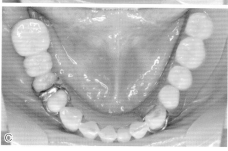

图2-19　牙列缺损部位剩余牙槽嵴严重吸收，黏膜支持力较弱（A）。尽管 4̄ 树脂根帽可以辅助性地提供一些支持力，但为了确实的抑制义齿活动，在右侧设计了强有力的固位体。6̄ 舌侧倾斜倒凹较大，不宜使用固位体，所以在 5̄4̄ 设计了间隙卡环（B，C）。

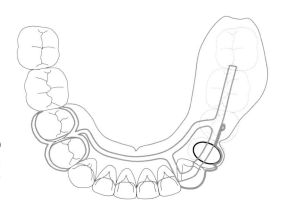

图2-20
根帽周围基托易损坏，将加强线设计在根帽上方并与之接触可以减少义齿变形，使基托不易损坏。

⸢补⸥⸢充⸥⸢说⸥⸢明⸥　根帽与对颌牙之间垂直间隙不足时，若将加强线设计在根帽上，反而会引起义齿损坏，加强线的位置需要参考病例的实际情况确定。

设计▶
- 5̄4̄：间隙卡环
- 3̄：舌支托、近远中邻面板、唇侧锻丝卡环
- 4̄：根帽
- 舌板（塑料）

图2-21　基牙预备部位
① 5̄4̄ 舌侧牙间、3̄ 近远中导平面（——）。
② 5̄4̄ 隙卡沟、3̄ 舌支托窝（▨）。
③ 可能需要调改的部位（▨）。

■ **舌板的选择基准**

　　在本例中，虽然口底高度充足可以设计舌杆，但为了确保支持和稳定效果设计成了树脂舌板。对于今后下颌前牙区不需要加牙的病例，推荐使用金属舌板。

> 补充说明 与树脂舌板相比，金属舌板在卫生和强度方面更具优势。特别是对于口腔卫生状况不良的患者，尽量不要使用塑料材质。而另一方面，树脂舌板的支持和稳定效果非常好，对于需要控制义齿移位的难度较高的病例，应当积极使用树脂舌板。

> 补充说明 本例中间隙卡环的舌侧臂与树脂基托是一体的，卡环臂没有动度（**图2-22**）。因此没有将舌侧臂设计在倒凹内，而只作为对抗臂。如果想利用舌侧倒凹来获取固位力，则此处不要使用一体的设计。
>
>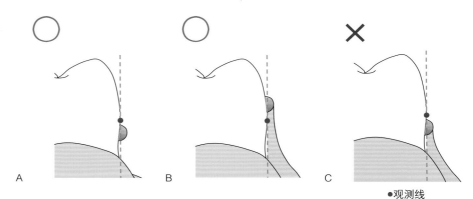
>
> **图2-22　树脂舌板义齿舌侧卡环的正确设计方法**
> A：具备固位力的一般卡环设计。
> B：卡环若不进入倒凹区可与塑料部分设计为一体。
> C：若将卡环设计在倒凹下，与塑料部分一体化的卡环没有动度，义齿就无法戴入，强行戴入会造成塑料部分损坏。

5—多牙缺失的病例设计

当余留牙之间的咬合接触减少时，依靠黏膜支持往往不能完全防止义齿的旋转和下沉。可以选择使用稳固的固位体，或者使用根帽来利用孤立牙的支持作用等，同时，建立双侧平衡咬合来减少义齿晃动是十分必要的（图2-23 ~ 图2-25）（关于双侧平衡咬合参考P109）。

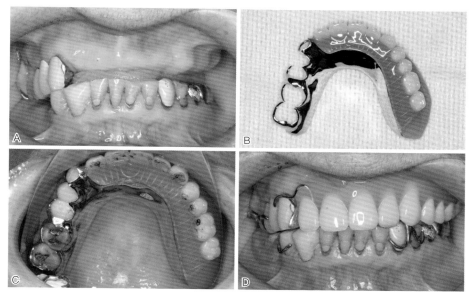

图2-23　仅上颌 7 6 及 ⑤ 4 ③ 固定桥残存的病例（A）。由于右下颌后牙的缺失，咬合接触点仅有 3 和 4 。上颌义齿为防止左侧下沉设计了稳固的固位体的同时，还选用了硬度较高的钴铬合金的金属基托（B）。在支持方面，依靠固位体的支托；稳定方面，依靠余留牙腭侧金属腭板；固位方面，依靠 7 6 颊舌卡环与 3 的斯堪的纳维亚式卡环。

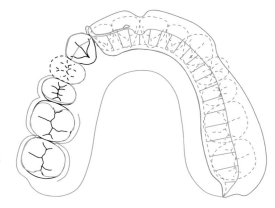

图2-24
由于本例接近交叉错位咬合，因此设计上力求最大限度的支持和稳定。

设计▶

- 7 ：三臂卡环（远中𬌗支托、远中邻面板）
- 6 5 ：间隙卡环
- 3 ：联合卡环（舌支托窝、近中邻面板、斯堪的纳维亚式卡环）
- 金属腭板
- U形腭杆

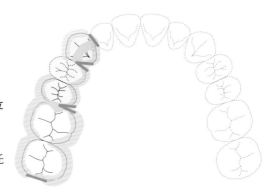

图2-25 基牙预备部位

① 3│近远中、4│近中、5│远中、6│近中、7│远中导平面（ ▬ ）。

② 3│舌支托窝、65│隙卡沟、7│远中支托窝（ ⬭ ）。

③ 可能需要调改的部位（ ⬭ ）部位。

补充说明 76│腭侧卡环设计在倒凹内时，正如我们在P36提到过的那样，腭侧卡环不能与金属腭板衔接为一体。在本例中，76│腭侧牙龈退缩严重，为使卡环能够进入倒凹区防止食物残渣嵌入牙颈部三角区，卡环与金属腭板之间预留了裂隙（**图2-26**）。

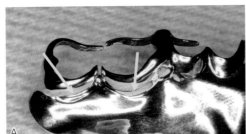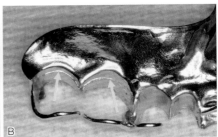

图2-26 76│磨光面（A）以及内面（B）。在箭头所示部位设计裂隙，使腭侧卡环能够插入倒凹内。

6—前牙区缺损的设计

对于前牙区缺损，在设计义齿时需要从多方面进行考量，例如咀嚼时的稳定性、美观性、异物感、义齿基托强度等。与对颌牙发生撞击易使义齿发生脱位，反之咬合接触不充分则易造成面条、面包难咬断等问题。

图2-27所示病例为上颌前牙区缺损的义齿制作。

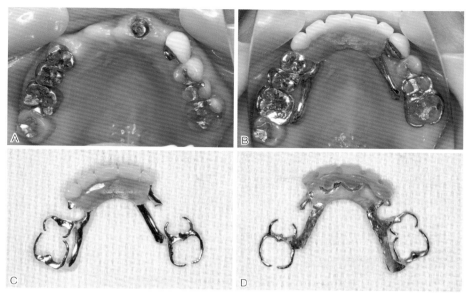

图2-27　|1为根帽（A）。与缺损相邻的余留牙上仅使用了支托，磨牙区设置了稳固的间接固位体。

　　对于前牙区缺损的义齿，为防止因与对颌前牙的撞击导致的义齿脱位，在设计上有两个要点：一是在与缺损相邻的余留牙上放置有力的支托，二是在后方的磨牙上设置具有强劲固位力的固位体。另一方面，前牙区相邻的固位体要考虑美观因素（图2-28），大连接体要避开腭部，以免造成发音障碍和异物感，基托边缘最好沿腭皱襞沟进行设计（图2-29和图2-30）。

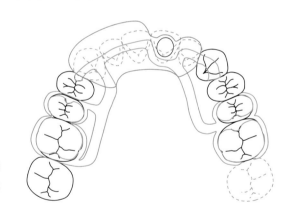

图2-28
如本例所示，前牙区的残根可以有效地防止义齿的旋转、下沉，应积极保留。

设计▶
- 6|：三臂卡环（远中殆支托、远中邻面板）
- 5|：三臂卡环（近中殆支托、近中邻面板）
- 4|：近中殆支托、近中邻面板
- |3：舌支托、近中邻面板
- |56：间隙卡环

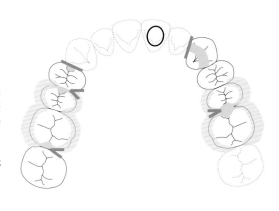

图2-29　基牙预备部位

① $\underline{4}$近远中、$\underline{5}$近中、$\underline{6}$远中、$\underline{7}$近中、$\underline{3}$近中、$\underline{5}$远中、$\underline{6}$近中导平面（——）。

② $\underline{6}$远中、$\underline{5}$近中、$\underline{4}$近中、$\underline{3}$舌侧支托窝、$\underline{56}$隙卡沟（⬭）。

③ 可能需要调改的部位（⬭）。

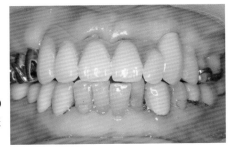

图2-30

对于前牙区缺损需佩戴义齿的情况，可以将影响美观的卡环设计在后方，以减小对外观的影响。

> **补充说明** 大连接体使用金属板或塑料板时，虽然大大增强了抑制义齿活动的效果，但要十分注意腭侧龈缘的卫生管理。

3 基牙预备步骤

1—采用铸造卡环时

① 预备导平面

确保高度至少为2mm。下缘越靠近下方，戴入义齿时与基牙之间形成的死腔就越小（**图2-31**）。

预备导平面时，要使用相对较粗的车针，并使用点触法（**图2-32**）。

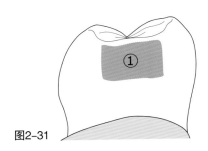

图2-31

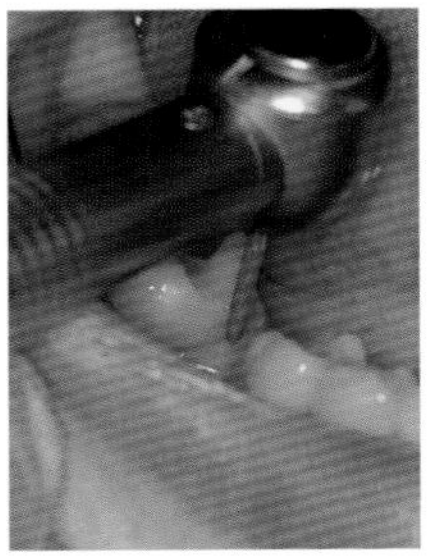

图2-32

② **预备支托窝**

支托窝预备成匙形,深度为1~2mm,宽度为2~3mm。对颌牙咬入时,注意保证足够的垂直空间(**图2-33**和**图2-34**)。

卡环肩部要平滑移行至支托,支托窝的线角要修整成圆滑的弧线(如同几个并排的圆形)(**图2-35**)。

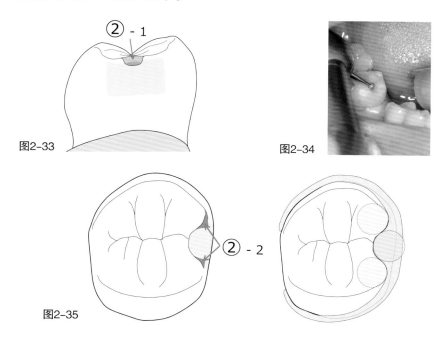

图2-33　　　　　　　　　　　　　　　　　　　图2-34

图2-35

③ **外形调改**

磨除线角(橘色圆形部分)的牙釉质(外形调改),可以使卡环肩部提高至观测线以上(**图2-36**)。

戴入时,为使卡环臂及卡环臂尖越过边缘嵴(参考P104,**图5-20**),可以通过外形调改来调整基牙边缘嵴的位置(**图2-37**)。

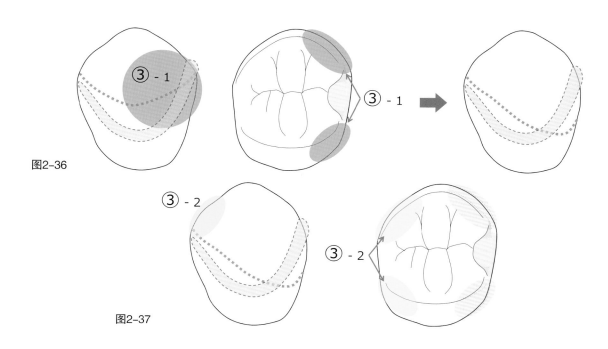

图2-36

图2-37

2—采用近中殆支托卡环时

RPI卡环组、锻丝RPA卡环组等近中放置殆支托的卡环，近中殆支托的小连接体可以起到一定的邻面板作用（**图2-38**）。

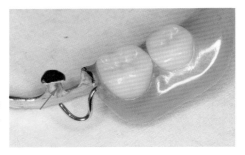

图2-38
小连接体于牙面接触的部位（箭头所示），具有邻面板的作用。

① **预备导平面**

预备牙间导平面要尽可能宽，使其充分发挥稳定作用（**图2-39**）。

② **预备支托窝**

支托窝宽2~3mm，预备成能够平滑移行至近中导平面的状态（**图2-40**）。

支托窝移行处的线角要修整圆滑。考虑到未佩戴义齿时的触感，舌侧线角要修整圆滑。金属支架会产生铸造收缩，因此，需要预备与嵌体一样的洞缘斜面（**图2-41**）。

③ **外形调改**

将卡环臂尖通过部位的边缘嵴向咬合面窝沟方向调整（**图2-42**）。

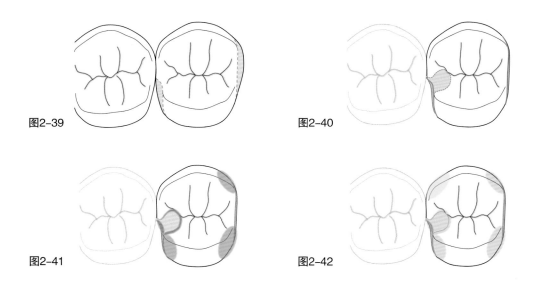

图2-39

图2-40

图2-41

图2-42

④ **戴入卡环时的状态（图2-43）**

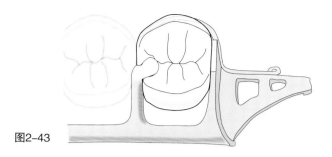

图2-43

> **补充说明** 锻丝卡环比铸造卡环弹性大，卡环肩部的观测线较少出现问题。但是个别情况下也需要外形调改，如牙体颊侧倾斜等，此时要通过观测判断是否需要调改。

　　锻丝RPA卡环组是将RPI卡环组的I杆替换成锻丝卡环。前磨牙作为基牙时不会造成固位力过大，安全性较高（**图2-44**）。

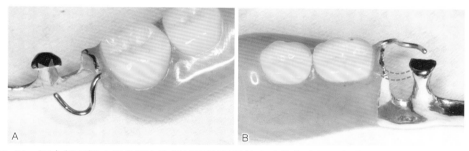

图2-44　远中邻面板（红色面）和接触两颗基牙的小连接体（红色与黄色面）可以发挥一定的稳定作用（A），因此省略了舌侧的卡环（虚线）（B）。

3—牙间放置支托和卡环时

　　选择间隙卡环作为间接固位体时，牙间需要具备足够的空间（**图2-45**）。

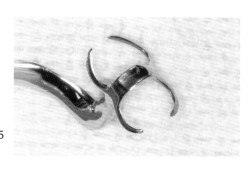

图2-45
间隙卡环作为间接固位体。

① **预备导平面**

牙间导平面要尽可能宽才能发挥足够的稳定作用。此时注意要与直接固位体就位方向的协调一致（图2-46）。

② **预备隙卡沟**

预备颊舌向隙卡沟。不仅是牙尖交错位，要确保作为工作侧时也有足够厚度（图2-47）。还要注意不能破坏邻接点。

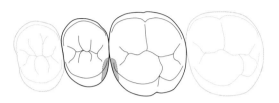

图2-46 牙间（舌侧）导平面。

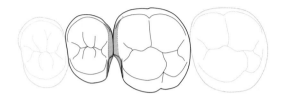

图2-47 牙间（咬合面）隙卡沟。

补充说明 以下列举了间隙卡环容易出现的问题。

1. 卡环损坏（外形调改不足的情况下，固位力过大，摘戴时对卡环和基牙造成的负担过大）。
2. 咬颊（隙卡沟磨除不足的情况下，与未佩戴时相比，佩戴后与对颌牙的覆盖变浅）。

为避免这些问题的出现，基牙预备十分重要。

③ **外形调改**

卡环肩部走行部位要修整圆滑。考虑到未佩戴义齿时的舌感，腭侧线角要修整圆滑（图2-48）。

将卡环臂尖通过部位的边缘嵴向咬合面窝沟方向调整（图2-49）。

④ **卡环戴入时的状态**（图2-50）

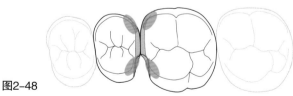

图2-48

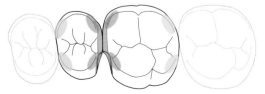

图2-49

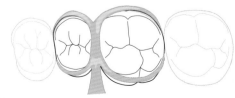

图2-50

[补充说明] 间隙卡环支托窝的必要性

　　间隙卡环的主要功能是提供稳定性和固位力，支持是辅助功能。因此，支托窝并不是必须预备成匙形的。不过，在孤立的两牙之间设置间隙卡环，或者基牙松动、牙尖交错位下基牙邻接点可能分离时，支托窝还是有必要预备成匙形的。佩戴初期，卡环臂可以防止分离，但长期使用后卡环变形，基牙就可能会移动（**图2-51**）。

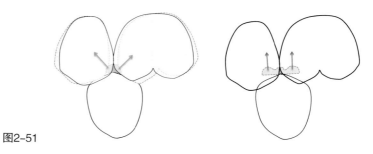

图2-51

4—采用舌支托

　　舌支托通常设计在前牙，特别是尖牙。前牙牙轴往往向唇侧倾斜，为使咬合力尽可能沿牙轴方向传导，良好的支托窝预备十分重要（**图2-52**）。

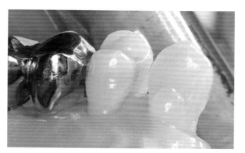

图2-52

① 避开牙尖交错位和侧方运动时的接触点，用直径较小的车针[2]预备引导沟（**图2-53**）。

② 用无锥度肩台预备用车针[3]的尖端沿引导沟预备预出与牙轴平行的面（**图2-54**）。

③ 在舌隆突侧面预备引导沟。此时与②相同，与牙轴方向平行进行预备。另外，与缺隙相邻时，在缺隙侧邻接面预备一个与舌支托移行的导平面（**图2-55**）。

④ 为防止牙体崩裂，支托窝边缘要圆滑（**图2-56**）。

⑤ 卡环戴入时的状态（**图2-57**）。

※2　金刚砂车针FG/440S（松风）。尖端直径1.3mm，球钻。

※3　smoothcut K2（GC）。尖端直径1.2mm，直形柱状。

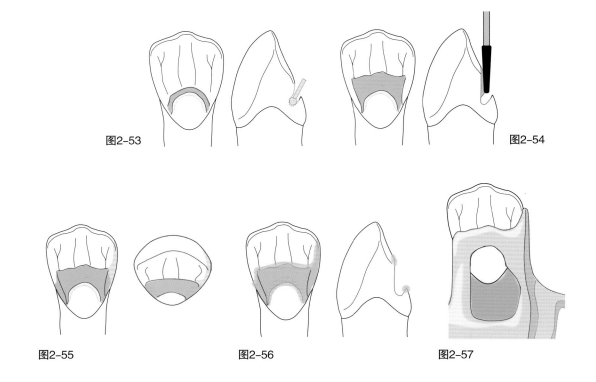

图2-53

图2-54

图2-55

图2-56

图2-57

4 隐藏式卡环的选择 ······

与从冠侧伸向倒凹的三臂卡环相比，从龈侧伸出的凸点下（infrabulge）型卡环（杆型）从前方看不到卡环肩部，是一种较为美观的卡环。

包含I杆的铸造RPI卡环组（**图2-58**），与邻面板、近中殆支托一体化需要精确的贴合度，所以通常设计为金属基托义齿的金属支架的一部分。

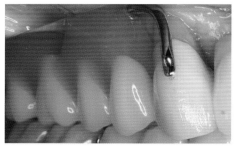
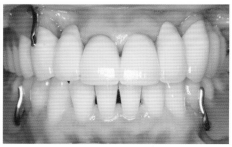

图2-58

凸点下型锻丝卡环[4]（**图2-59**）也没有卡环肩，同样比较美观（**图2-60**）。从义齿伸出的部分到接触牙面的部分需要足够的长度才能具备一定动度。

※4　凸点下（infrabulge）型锻丝卡环。相对于一般的凸点上（suprabulge型）锻丝卡环（锻丝三臂卡环或单臂锻丝卡环），我们习惯性地将凸点下（infrabulge）型锻丝卡环成为"斯堪的纳维亚卡环（Scandinavian clasp）"。

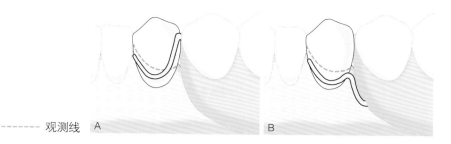

------- 观测线　　A　　　　　　　B

图2-59

A：卡环肩部从观测线上方通过的一般锻丝卡环（凸点上型）。

B：卡环从观测线下方通过的斯堪的纳维亚式卡环（凸点下型）。

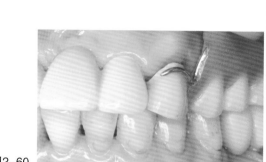
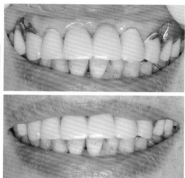

图2-60

■ 固位体小结（3）

	RPI卡环组（铸造）
卡环	
适用于	· 作为游离端义齿的直接固位体，应用于前磨牙或尖牙 · 冠部较长，基牙周围黏膜、牙槽嵴无较大倒凹的病例
特点	· 由于卡环为杆型，与环形卡环相比牙颈部比较不易堆积牙菌斑 · 美观性好
注意点	· 固位力不易调节 · 超出上述适用范围会影响基牙牙周组织健康，或造成美观方面的问题

5 基牙的连接、间接固定、变更为残根 ······································

基牙周围的牙周组织并非总是良好的状态。与缺损相邻的余留牙上经常会设计固位体，但牙槽骨高度不足、基牙松动等牙周组织支持作用不理想时，义齿设计要从诸多方面进行考量，实施广义上的基牙预备。

具体来说，例如通过安装联冠利用直接固定作用来强化基牙，基牙自身并不做任何预先处理，而是利用义齿的间接固定作用。此外最具代表性的是，冠根比不足时，利用根帽来减轻侧向力。

	利用联冠或固定桥与邻牙形成直接固定	不做处理 （义齿的间接固定）	使用根帽
修复前基牙预备			
优点	·保留了余留牙的咬合接触关系 ·实现了基牙加固 ·可以在预先在人工冠上进行基牙预备	·侵袭性小 ·容易维护	·可以改善冠根比 ·可以将负荷局限在牙轴方向 ·可以使用根帽附着体
缺点	·不易控制菌斑附着 ·基牙出现问题时不易处理 ·给健康牙增加负担	·需要在口内进行基牙预备 ·未戴入义齿时无法减轻基牙的松动	·不使用根帽附着体时只能起到支持作用 ·余留牙的咬合接触减少 ·菌斑控制比较困难
临床实例	 5│为无髓牙，由于远中水平性骨吸收亢进，故尝试使用联冠进行加固	 将2│2与义齿一体化，通过间接固定抵消了下颌前牙的撞击	 为改善冠根比将远中臼齿改为根帽 利用磁性附着体增强固位力

病例 3

固定桥修复改为
可摘局部义齿修复

固定桥脱落需要可摘局部义齿修复的病例

　　义齿印模需要根据余留牙的状态、牙槽嵴能够承受多少咬合压力等情况来选择效果最好的方法。在多数残根存在的情况下，牙槽嵴的印模通常没有必要进行局部加压，也不需要边缘整塑。对于不同病例要选用不同的义齿印模材和制取印模方法，随机应变。

1 治疗过程小结 ⋯⋯⋯⋯⋯⋯⋯⋯⋯⋯⋯⋯⋯⋯⋯⋯⋯⋯⋯⋯⋯⋯⋯

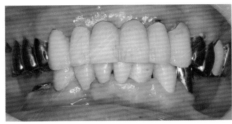
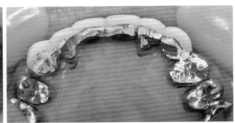

图3-1　下颌前牙撞击上颌前牙造成固定桥反复脱落，下颌义齿丢失。

主诉：前牙松动进食困难（64岁，男性，**图3-1**）。

既往史：15年前安装了上颌前牙固定桥，之后下颌磨牙因慢性根尖周炎、根折等原因被拔除。7年前制作了义齿但基本没有使用。

现病史：2年前上颌前牙固定桥开始反复脱落，进行了多次再粘接。最近前牙开始晃动，遂前来就诊。对佩戴上颌前牙义齿抱有强烈抵触情绪。

🖉 **牙位记录**（**图3-2**）：

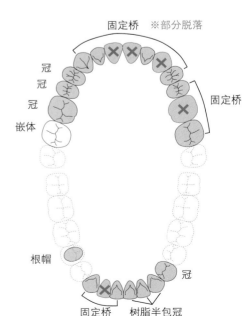

图3-2

磨牙区丧失咬合支持，下颌由于长期未佩戴义齿，加重了上颌前牙区固定桥的负担。

📝 着眼点：

- ☑ 上颌前牙区固定桥部分脱落、基牙继发龋。
- ☑ 磨牙区咬合支持丧失。
- ☑ 下颌前牙对上颌前牙的撞击。
- ☑ 上颌前牙改为义齿修复的时机。

📝 难点：

- ☑ 下颌双侧游离端缺损长期未佩戴义齿。
- ☑ 可以推断上颌前牙固定桥基牙保存困难。
- ☑ 对义齿有抵触情绪（特别是上颌）。
- ☑ 近期发展为前后交叉错位咬合的可能性很高。

② 检查

📝 X线检查（图3-3）：

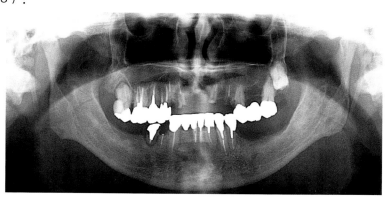

图3-3
由于固定桥为临时粘接，图为摘除固定桥时的曲面断层片。除上颌残根的严重继发龋以外，还可见 7̲ 根尖病变、 5̲ 牙周膜增宽、 4̲ 埋伏残根。

📝 牙周检查（图3-4）：

松动度		0	0	0	0								0		0	
BOP																
牙周袋		2 4 4	3 2 3	3 3 3	3 2 4							3 2 3		4 2 3	
		3 3 3	3 2 3	4 2 3	3 2 5							3 3 4		5 2 3	
牙位	8	7	6	5	4	3	2	1	1	2	3	4	5	6	7	8
牙位	8	7	6	5	4	3	2	1	1	2	3	4	5	6	7	8
BOP																
牙周袋					3 2 3	3 2 3	3 2 4	3 2 2	3 2 3	3 3 2						
					3 2 3	4 2 3	2 2 3	4 3 3	3 3 3	2 2						
松动度			0		0	0	0	0	0							

图3-4　全颌可见BOP，但附着丧失程度较轻，牙周病风险不高。菌斑控制不良，需要牙周基础治疗。

📝 颌面部检查（Wills法）：

垂直距离未见明显减小，𬌗平面轻微不调。叩齿点稳定，牙尖交错位未见明显错位。

📝 颞下颌关节、咀嚼肌群：

无自觉、他觉异常。

✐ **功能障碍:**

没有自觉症状，但前牙切端有磨损，怀疑有睡眠磨牙症。

③ 诊断 ......

诊断：磨牙咬合支持丧失导致咀嚼功能障碍

取得患者知情同意时的说明方法

"上颌前牙今天可以临时粘上，但很容易再脱落。如果再脱落就不一定能粘上了。这个固定桥估计很难继续使用了，可能需要换成义齿。另外，为了给前牙减少一点负担，下颌后牙最好做一个义齿，用习惯后就能正常咀嚼了。"

治疗计划 ▶

① 制作下颌义齿并进行牙周治疗。
② 确定患者同意制作上颌前牙义齿。
③ 去除固定桥并制作上颌临时义齿。
④ 处理余留牙（拔除或者制作根帽）。

A 病例 实际治疗过程

1 治疗顺序的考量 ......

初诊时，上颌固定桥部分脱落，彻底摘除后再次进行了粘接。虽然建议患者预备好即刻义齿后再去除固定桥，但患者强烈希望只要不再脱落就暂时保留固定桥。

另一方面，虽然下颌曾经制作过义齿，但是一直未使用且丢失，磨牙区咬合支持减少，前牙区负担增大，这也是前牙固定桥反复脱落的原因之一。

综合考虑上述情况，初期阶段不去除上颌固定桥，而是先进行牙周基础治疗并制作下颌最终义齿（definitive partial denture）优先恢复磨牙区的咬合支持（图3-5）。

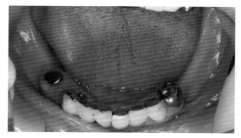

图3-5

5̲根帽处可见牙周膜增宽，但并无松动和临床症状，所以在出现问题之前，暂且可以利用其支持作用。下颌除残根以外基本可以维持现状，直接制作最终义齿。另外，在义齿戴入后拔除了 4̅ 的埋伏残根。

2 **牙周初期治疗和下颌义齿制作** ··

    ① 初印模（藻酸盐印模材）。

    ② 制作研究模型。

        => 测绘，预设计，确认牙体预备部位

    ③ 确认解剖标志。

      （磨牙后垫、外斜线、下颌舌骨嵴、舌系带、颊系带）

    ④ 制作个别托盘。

3 **下颌义齿设计** ···

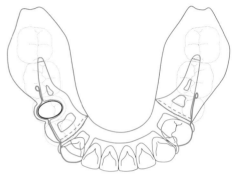

设计（图3-6）▶
- $\overline{3}$：联合卡环（舌支托、近远中邻面板、锻丝卡环）、远中间隙卡环
- $\overline{3}$：远中间隙卡环
- $\overline{4}$：锻丝RPA卡环组（近中𬌗支托、近远中邻面板、锻丝卡环）、远中间隙卡环
- $\overline{5}$：根帽
- 舌杆

图3-6　为增强稳定效果，在较为美观的位置设计了间隙卡环。

4 **制取印模（下颌）** ···

    在本例中，为获得充分的黏膜支持，使用了个别托盘制取选择性压力印模。由于长期未佩戴义齿，颊黏膜及舌部松弛并侵入缺隙内，导致义齿区域不明确，因此边缘整塑尤为必要。

5 **取咬合关系** ···

    由于垂直距离、牙尖交错位无异常，因此使用暂托盘蜡堤记录了现在的咬合关系（参考P87"确定垂直距离的步骤"）。此时上颌前牙固定桥还未摘除，比较容易取咬合关系。

6 **下颌义齿戴入** ···

- 由于今后很可能发展成前后交叉错咬合，所以要尽量抑制义齿在咀嚼时的移动，还要注意获取充分的黏膜支持。
- 完成最终调整后，左侧黏膜面与颊棚、牙槽嵴顶部充分贴合。右侧因为有根帽支持，所以相比颊棚更加依靠牙槽嵴顶的支持作用（图3-7）。

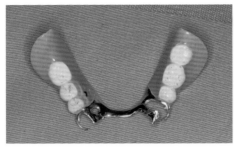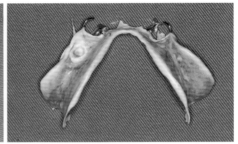

图3-7　7│由于相对对颌空间不足所以未排列（左）。完成调𬌗后，进行咬合压力下的贴合试验（右）。左侧颊棚的贴合试验材料较薄，说明颊棚起到了充分的支持作用。

7 下颌义齿戴用4个月后固定桥脱落

基牙的桩核全部脱落，除│2以外全部为保留困难的残根（**图3-8**）。固定桥虽然可以复位，但很难长期保留。

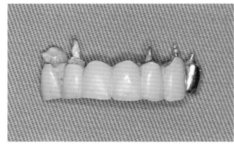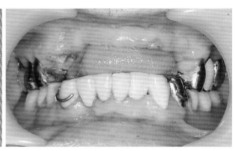

图3-8　脱落的固定桥（左）。3│附着着断裂的牙体组织，│2粘接剂层很厚说明贴合性不良。固定桥脱落后的咬合状态（右）。由于下颌义齿的存在使得颌位得到良好的保持。

8 上颌临时义齿制作

1—固定桥脱离后的基牙预备

面向缺隙的导平面可以有效稳定义齿。在固定桥脱离状态下进行基牙预备（**图3-9**）。

图3-9
绿线为面向缺隙设计的导平面。此外还预备了支托窝（红色）并调改了基牙（蓝色）。

2—制取印模（成品托盘+寒天藻酸盐联合印模）

☑ 急需佩戴义齿，需要用尽可能少的次数完成义齿。

☑ 由于磨牙区有余留牙支持，所以无须进行黏膜区选择性加压。

☑ 未出现牙槽嵴吸收，义齿基托边缘只延长至牙颈部，无须进行边缘整塑。

　　基于上述理由，本病例使用成品托盘制取了寒天藻酸盐联合印模。

3—取咬合关系（硅橡胶咬合记录材）

　　戴入下颌义齿，使用硅橡胶咬合记录材记录牙尖交错位。

■ 参考模型用印模

　　使用藻酸盐印模材在固定桥复位状态下制取了上颌印模。患者对固定桥外观及排列比较认可，所以以现有固定桥为基准进行了人工牙的排列。

■ 固定桥临时再粘接（聚羧酸锌水门汀）

　　取咬合关系后，在上颌义齿制作期间暂时使用原有固定桥。密合性不良的修复体使用临时粘接剂容易脱落，所以使用了聚羧酸锌水门汀粘固剂[1]，并充分调殆以避免殆干扰。

9　上颌临时义齿设计（图3–10） ·······························

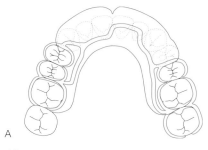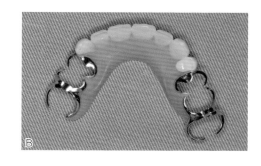

图3–10

A：临时义齿设计图。上颌前牙区的加强线应设计在对颌牙咬合位置的唇侧（防止缺损处破损），而残根部位的加强线为确保人工牙的排列空间，则设计在了牙槽嵴顶的偏腭侧。

B：义齿成品。人工牙的排列位置参照了固定桥。

设计▶

- 65、67：间隙卡环
- 4、5：铸造卡环
- 加强线
- 塑料腭板

※1　HI-BOND聚羧酸锌水门汀（松风），用于密合性良好的固定桥时会难以摘除，因此不能用于临时粘接。

10 义齿的戴入 ··

1—临时粘接桥的去除

由于可能需要拔除残根，因此，事先进行浸润麻醉后再用球钻去除临时粘接桥。

2—义齿试戴

确认义齿是否完全就位。观察殆支托是否密合以确定戴入状况是否良好（**图3-11**）。

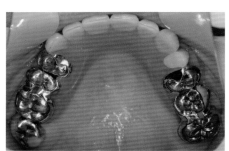

图3-11

新义齿戴入后的状态。观察支托与支托窝是否密合。戴入过程中患者出现疼痛时，使用糊状指示剂确认接触部位并调整（参考P105）。

3—调殆

若义齿完全就位且无疼痛，那么需要在调整黏膜面之前先进行调殆。下颌前伸运动仅人工牙接触时，义齿很难保持稳定，所以上下颌前牙调整成前伸运动时，切缘之间有接触且切导斜度尽量小。侧方运动时，尽量调整成组牙功能殆。由于余留牙之间没有接触，为使义齿与天然牙拥有相同的接触，需要义齿没有位移。如果侧方运动时义齿有活动倾向，应考虑调整殆干扰，或者调整平衡侧卡环的固位力。

4—调整黏膜面

残根处做缓冲处理。对残根锐缘及过高的部分进行修整。基托作为辅助性支持，缓冲牙槽嵴侧面、切牙乳头、腭中缝处（**图3-12**）。

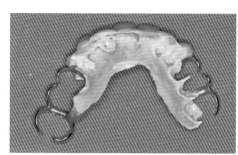

图3-12

调殆后，用硅胶系指示剂在咬合压力下确认密合度。残根处、牙槽嵴侧面、切牙乳头处可见指示剂较薄。

5—外观确认

　　固定桥改为义齿后，外观较初诊时（**图3-13A**）有所改善（**图3-13B**，义齿戴入后）。解决了患者固定桥经常脱落的烦恼，咀嚼时也变得更加舒适，所以患者完全没有抱怨可摘局部义齿有异物感（**图3-13C**）。

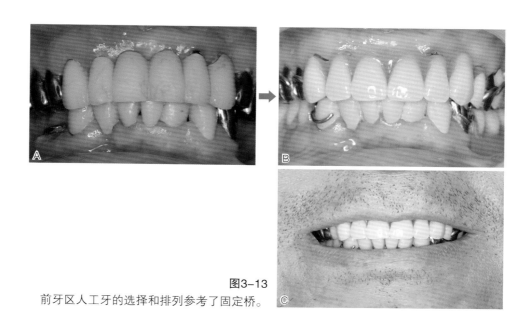

图3-13
前牙区人工牙的选择和排列参考了固定桥。

11 义齿摘戴指导

- 在椅旁照着镜子给患者展示摘戴方法，然后让患者自己练习直到可以顺利摘戴，并在最后确认患者能够顺利摘戴。
- 义齿的就位方向是由预备的导平面决定的（**图3-14**）。要与患者说明义齿摘戴时只能从一个方向进出。

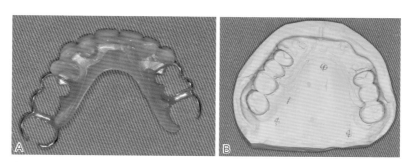

图3-14　成品义齿的黏膜面观（A）。邻面板和作为间接固位体的小连接体决定了就位方向。工作模型（B）。从就位方向观察可见多处相互平行的导平面。

在本病例中，前牙固定桥频繁脱落，对日常生活造成了影响。类似这样的病例，我们希望尽快解决患者的困难。另外，从口腔整体来看，重视美观的同时，更不能忽视患者正逐渐丧失的咬合支持。患者来院时，上颌固定桥并没有完全脱落，对于义齿也存在一定抵触情绪。因此，我们要先将目标设定为使用下颌最终义齿来恢复磨牙区咬合支持，在患者逐渐习惯义齿后，再将上颌固定桥更换为义齿。即使是应急制作的义齿，也要注意做好磨牙区的牙体预备。要努力为患者提供遵照可摘局部义齿的设计原则制作的、稳定的、功能性优越的义齿。

根据患者的年龄、全身情况以及菌斑控制情况，有些病例的最终修复方式也可以选择固定桥或者种植，而可以取下清洁的可摘局部义齿的适用患者群更广。其实，初诊问诊时对固定桥和种植感兴趣的患者一旦适应了临时义齿，最终修复选择可摘局部义齿的人并不在少数。

本病例中，患者佩戴上颌临时义齿后对治疗的积极性明显增加，余留牙的治疗、牙周治疗以及拔除预后不良的牙齿等也得以顺利进行。

制取印模与基托边缘形态

☑ 不同部位基托下剩余牙槽嵴形态。　☑ 边缘整塑和制取印模的步骤。

☑ 无须边缘整塑的情况。　☑ 与全口义齿的区别。

　　制取印模的方法要根据余留牙和剩余牙槽嵴黏膜的状态、义齿的设计来决定。

　　游离端义齿需要对磨牙区咬合支持进行切实的恢复，所以需要充分记录缺损部位牙槽嵴的支持区。因此，通常先用个别托盘进行边缘整塑的方法决定义齿基托外形，然后制取选择性加压印模。

　　此外，非游离端缺损、残根等牙槽嵴吸收不严重时，用成品托盘制取印模即可，无须边缘整塑。可摘局部义齿印模需要根据不同情况选择最合适的方法，因此需要掌握包括全口义齿制取印模方法在内的多种技巧。本章利用典型病例详述了一些必须了解的重要事项。

Column—— **选择性加压印模的意义**

　　健康牙齿咬合时的下沉量约为牙槽嵴黏膜的十分之一（**图3-15**），因此局部义齿传导咬合力时，相对黏膜的大幅度下沉，基牙是几乎不动的。这就导致了基牙牙周组织较大的应力（stress）集中。为减轻基牙负担，在预想基托下沉后的状态的基础上来制取的印模会更加精确。

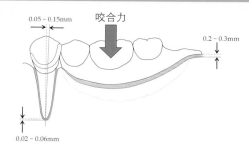

图3-15　义齿基托会以𬌗支托为中心产生旋转、下沉，所以基牙会向远中方向产生少许倾斜。

1　**不同部位基托下牙槽嵴的形态** ···

　　可摘局部义齿以牙齿和黏膜的双重支持为基础。若要避免牙齿负担过重，就要选择加压印模。具体需要选择性加压的区域，即有效的黏膜承托区如**图3-16**所示。

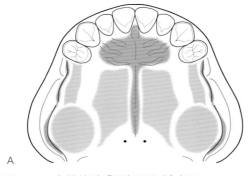
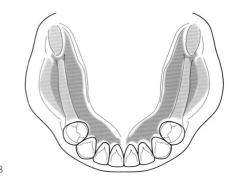

图3-16　有效的黏膜承托区和缓冲区

A：上颌承托区为硬腭、牙槽嵴顶、上颌结节上部（　　　），而牙槽嵴、上颌结节侧面、腭中缝、腭皱襞、切牙乳头（　　　）为缓冲区。

B：下颌承托区为牙槽嵴顶、颊棚（　　　），牙槽嵴侧面（　　　）为缓冲区。另外，磨牙后垫（　　　）不是承托区，因此制取印模时注意无压覆盖，避免使其变形。

2 边缘整塑和制取印模的步骤

1—个别托盘的试戴

· 若出现疼痛，使用指示剂确定接触部位后进行调整。

· 若出现晃动，使用自凝树脂修正终止点（stopper）。

· 用车针修整边缘整塑过长的部分（**图3-17**）。

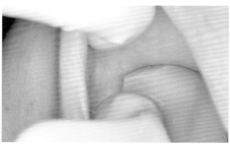
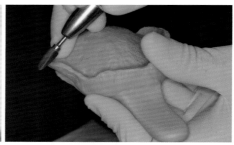

图3-17　观察或触摸边缘整塑有无过剩，将过剩的部分磨除。

2—边缘整塑蜡的添加（Impression Compound红色[※2]）（图3-18）

· 除去个别托盘边缘的水分和污垢。

· 边缘整塑蜡若软化不充分就无法附着到托盘边缘，但也要注意烤火时间不能过长，否则容易烧焦。

· 边缘整塑蜡不能流入托盘内面，如果流入，要用小刀或者雕刻刀去除。

[※2]　Impression Compound红色（Kerr）：软化温度55℃～59℃。红色与之后上市的绿色相比操作时间更短，但韧性好，可以较好地使边缘伸展。

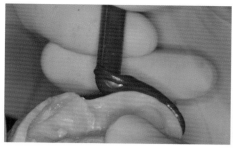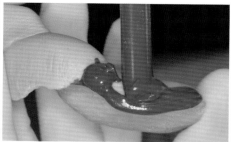

图3-18　使边缘整塑蜡充分附着到托盘边缘，为记录理想的基托边缘厚度，外侧也要附着边缘整塑蜡。

3—肌功能整塑要点（上颌）

将边缘整塑蜡软化至具有适当的可塑性后，将托盘放入口腔。各部位的整塑参考**图3-19**所示区域进行随意运动。

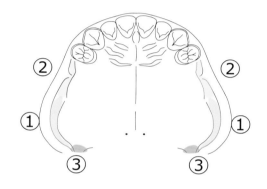

图3-19

① 上颌结节：大张口及下颌左右运动。
② 颊系带：交替做"i"和"u"的口形，或前后牵引颊黏膜。
③ 翼突下颌韧带：利用大张口标记。

托盘放入口腔时，是否每次都能回到原定位置十分重要。此时要用力按压上腭部或下颌指托，注意不要让托盘移位。如果整塑蜡流入内面，要用雕刻刀去除（**图3-20**）。

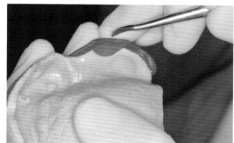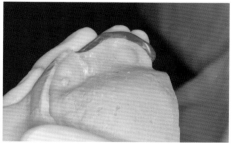

图3-20　整塑蜡特别容易流入托盘内做了缓冲的部位（如骨隆突等），注意不要遗漏。

4—边缘整塑蜡的微调整

记录系带等运动区域时，可以添加软化温度较低的Impression Compound绿色[3]做2次记录（**图3-21**）。添加新整塑蜡时，托盘和已经附着好的整塑蜡都要进行充分的擦拭、干燥，并稍稍加热软化。

[3]　Impression Compound绿色（Kerr）。软化温度50℃～51℃。与红色相比绿色软化温度较低，操作时间长，可在边缘整塑最终阶段用于记录运动黏膜部分的形态。

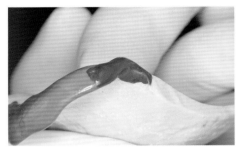
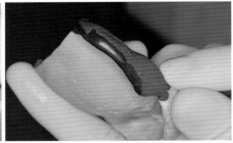

图3-21　完成系带部位和大致的边缘整塑后，使用软化温度较低、操作时间较长的整塑蜡进行修整。

5—内面密合的确认

即使基托边缘的长度和厚度均设计妥当，边缘整塑内面的形态也会受到制取初印模时的加压程度、托盘的接触是否合适等因素的影响，所以，制取印模前要用硅胶系指示剂确认个别托盘是否合适（**图3-22**）。

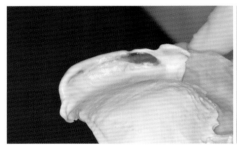
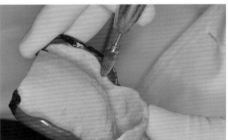
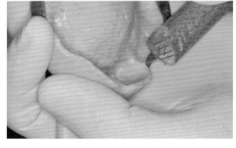

图3-22
硅胶系指示剂※4可用于确认托盘是否合适。强压部位使用钨钢车针进行调磨，并将粗糙的切削面打磨光滑。

6—肌功能整塑要点（下颌）

与上颌不同，下颌肌功能整塑与全口义齿有所不同，要点总结如下（图3-23）。

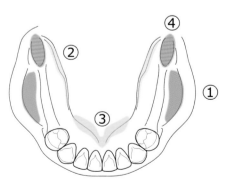

图3-23
主要为下颌游离端缺损时的解剖标志。①颊棚。②下颌舌骨嵴区。③舌下腺区。④磨牙后垫区。

※4　Fit Checker（GC）。

① **颊棚**

让患者保持放松，从下颌下缘往上轻轻按摩，注意不要超越外斜线（**图3-24**）。

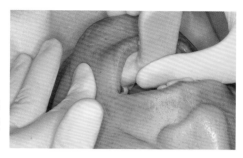

图3-24
手指从下颌下缘向外斜线方向移动，确认有无突出的托盘边缘。

② **下颌舌骨嵴区**

在口外用整塑蜡大致塑形，嘱患者轻抬舌后将托盘放入牙槽嵴与舌之间。用手指触摸确认整塑蜡是否伸展至下颌舌骨嵴，并嘱患者最大幅度运动舌体（**图3-25**）。再次加热至表面半软化后嘱患者做吞咽动作。

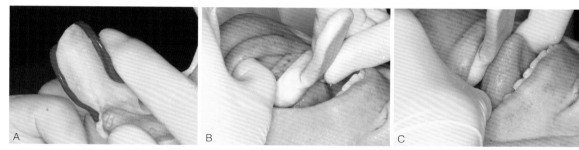

A B C

图3-25 在口外按照最终形态做大致塑形（A）。放入口内时，嘱患者轻抬舌，此时注意软化的整塑蜡不要碰到周围组织（B）。将托盘插入指定位置后，让患者大幅度运动舌体（C）。

③ **舌下腺区**

整塑此区的目的在于确定舌杆的位置。要让舌体做出最大幅度的运动，标记舌系带活动范围和口底最高位置。

④ **磨牙后垫区**

在保证制取印模时磨牙后垫未变形，且个别托盘形态良好的前提下，可摘局部义齿可不在此区进行边缘整塑（**图3-26**）。

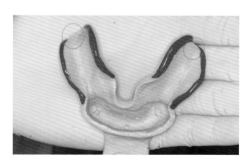

图3-26
本病例中的个别托盘覆盖了1/2磨牙后垫（⸋⸋区域）。未进行边缘整塑，如果出现压迫，则需要调磨内面进行缓冲。

7—填补倒凹

牙间的倒凹可能会使固化后的硅橡胶印模材难以取下，吹干余留牙后用软蜡、寒天或者临时粘接水门汀等填补倒凹（图3-27和图3-28）。填补倒凹时，注意避开设计义齿的部位（图3-29）。

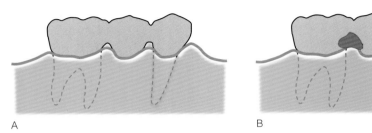

图3-27 印模材流入固定桥桥体下方、联冠三角区等位置会造成印模难以取下（A），所以制取印模前要事先用软蜡等填补三角区（B）。

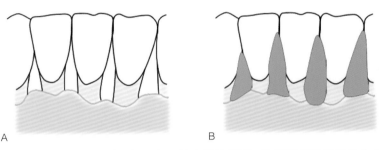

图3-28 因牙周病牙龈退缩导致牙间三角区扩大的情况下，取下印模时容易发生余留牙随之脱落的问题（A）。除软蜡外还可以用寒天印模材对三角区进行填补（B）。

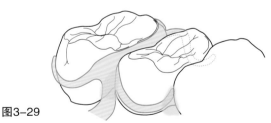

图3-29
设计固位体的部位不要填补倒凹。

8—托盘内填入印模材

个别托盘涂抹粘接剂[5]后填入印模材。使用个别托盘时，缺损部位只需有薄薄一层印模材即可（图3-30）。

向托盘内填入印模材的同时，向容易混入气泡的基牙预备部位、靠近导平面的牙颈部填入印模材（图3-31）。

※5 Adhisive（GC）等，根据印模材种类使用厂商指定的粘接剂。

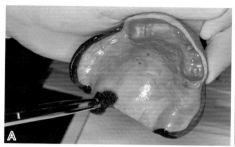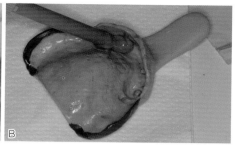

图3-30　用海绵或毛笔均匀薄涂粘接剂（A）。边缘部分不仅要涂抹内面，外面也要涂抹。为防止混入气泡，要从余留牙处开始填入（B），缺损部位少量填入即可。

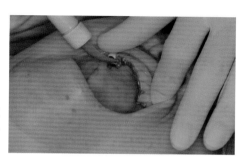

图3-31
用气枪干燥牙槽嵴、余留牙后，配合助手向托盘内填入印模材的时机，将印模材填入支托窝、牙颈部凹陷处等部位。

9—将托盘放入口内

放入口内后嘱患者放松口轮匝肌和舌部，慢慢按压托盘进行肌功能整塑直至就位（**图3-32**）。

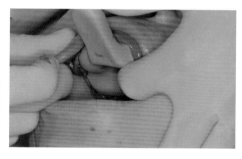

图3-32
托盘放入过快会产生气泡。托盘就位后，对肌功能整塑的部位进行1～2次整理，注意防止已经开始固化的印模材出现层叠。

10—取出印模材

为防止永久变形，印模材要一次性取下。将手指垫在托盘与对颌牙之间，以防取下印模时托盘撞击对颌牙。

11—印模的确认

① 确认制取的印模是否与边缘整塑时位置一致

特别是上颌，托盘从后向前按压，所以如果放入口内过慢，或印模材量过多都会导致就位困难（图3-33）。

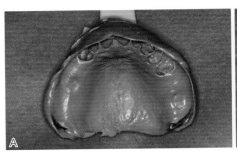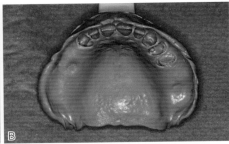

图3-33 （A）的印模内面可以看出托盘后方压力过大，印模材明显过薄，前方没有充分就位。（B）为再次制取印模后的内面。

② 长度厚度是否合适

若印模制取得当，上颌结节处边缘的深度是左右对称的。下颌颊舌侧长度也基本一致。

随牙槽嵴状态不同左右边缘厚度会有差别，但整体上看应左右对称（**图3-34**）。

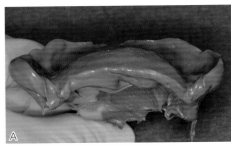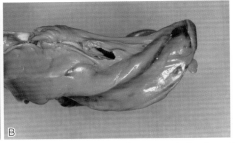

图3-34 上颌以腭部、翼突下颌韧带为基准，从后方观察左右边缘长度是否一致（A）。下颌以口腔前庭、托盘手柄角度为基准，从侧方观察颊舌侧边缘高度（B）。

③ 剩余牙槽嵴加压是否适当

通过观察先前所述的有效黏膜承托区的印模材的厚度来评估加压的状态。印模材较薄的部分说明此处压力较大（图3-35）。

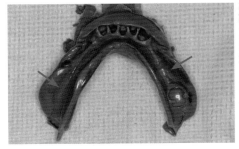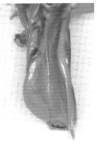

图3-35 部分牙列缺损、牙槽嵴吸收程度较轻，往往较难获得颊棚的支持。本病例中，牙槽嵴为主要承托区（→区域），与颊棚比较可见印模材较薄。

其他边缘整塑材料

　　边缘整塑使用的材料中，除边缘整塑蜡以外还有一种在加热软化后可以变透明产品（**图3-36**）。整个边缘整塑仅使用一种棒状材料，但软化程度可以比较容易地通过视觉判断，而且与托盘的粘接能力也较高。

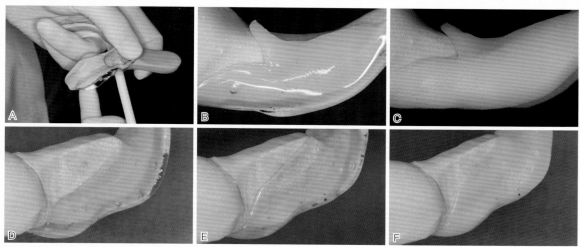

图3-36　Hydroplastic Stick（TAK System）

A，B：软化后可进行边缘整塑部位呈透明状。

C：充分固化后呈不透明状。

D：大致基托外形确定后，深度加热进行边缘整塑。

E：义齿基托长度确定后，软化表层大约1/2，着重调整运动区域的厚度。

F：边缘整塑完成。

印模材

　　可摘局部义齿制取印模时，由于余留牙列和牙槽嵴必然存在倒凹，取下印模时会受到变形的影响。因此，弹性形变较大（弹性恢复能力高），永久形变和尺寸变化较小的印模材最为适宜。特别是对于牙槽骨吸收严重、牙齿倒凹较大的高龄患者，更加适宜选用弹性形变大、易从口内取出的印模材。实际临床中，多使用硅橡胶印模材、藻酸盐印模材等弹性印模材。

商品名	EXAHIFLEX regular type（GC）	EXAFINE regular type（GC）	AROMA FINE PLUS（GC）
弹性形变	10.0%	5.3%	14.6%
永久形变	0.3%	0.3%	2.6%

3 无须肌功能整塑的情况 ··

并非所有病例都需要个别托盘和边缘整塑。其实，多数情况都可以将藻酸盐印模作为最终印模。制取印模的方法可参考以下要点进行选择判断。

■ 急需义齿修复时

如为即刻义齿或由于特殊原因即使是多牙缺损也要迅速完成义齿修复的情况等，通常不使用个别托盘。但完成后往往需要重衬，使基托内面和侧翼（flange）在行使功能时，能够充分贴合牙槽嵴和颊黏膜。

■ 牙支持式义齿（图3-37）

少数牙（3颗以内）缺失的非游离端缺损的情况下，也可以不使用个别托盘，特别是非游离端单牙缺失时，基牙咬合面形态保留比较完整，所以只要能够获取余留牙准确的咬合关系，也可以使用单侧托盘（旋转托盘）制取印模。

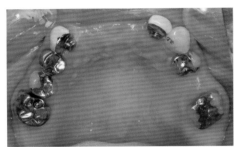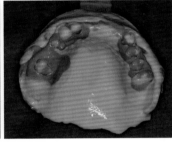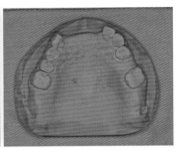

图3-37　未使用个别托盘，只用成品托盘制取寒天、藻酸盐联合印模的病例。制作的义齿为牙支持式义齿，因此制取印模时不需要黏膜面加压，也不需要边缘整塑来决定基托外形。

■ 牙槽嵴吸收不严重（图3-38）

如图3-38所示，残根的存在阻止了牙槽骨的吸收。未佩戴义齿时，唇丰满度不足也仅仅局限在牙冠部分（人工牙部分）。此类病例如果将基托强行延长至前庭沟会导致唇丰满度过大，引起口轮匝肌和颏部过度紧张。

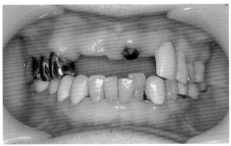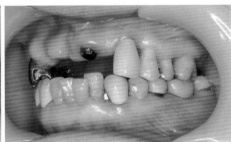

图3-38　上颌前牙区缺损病例。剩余牙槽嵴未见吸收。

■ 需要边缘整塑的病例

与上一页的病例相反，**图3-39**所示病例中出现了牙槽嵴吸收，未佩戴义齿时上唇明显凹陷。本病例需要基托来修复牙槽嵴部分，通过制取印模时边缘整塑来确定合适的基托长度、厚度的基础上，使用暂基托蜡堤来确定人工牙的排列位置以及唇丰满度（**图3-39**）。

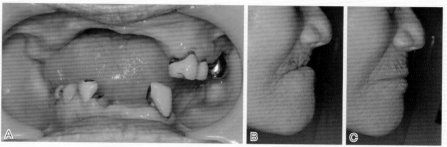

图3-39 即"交叉错位咬合"，特别是上颌前牙区牙槽嵴严重吸收（A）。未佩戴义齿时的侧貌可见唇丰满度明显丧失（B），需要通过佩戴义齿恢复上唇丰满度（C）。

4 与全口义齿的区别

可摘局部义齿设计形态多样，这也指基托边缘赋形多样。前文所述的标记解剖学标志的功能性印模是参照了全口义齿的制取印模的方法。但可摘局部义齿基托边缘形态设计有相同，也有不同于全口义齿的情况。主要基于以下3个理由。

1）可摘局部义齿有固定的就位方向。因此，颊舌侧牙槽嵴经常会出现较大的倒凹。如果将这些部位全部设计成与全口义齿相同的基托形态，那么就需要填补这些倒凹，导致基托过大过厚。这些部位应当设计成较小（较短）的基托边缘，而不是去覆盖倒凹部位。这样可以避免出现疼痛和不适感（**图3-40**）。

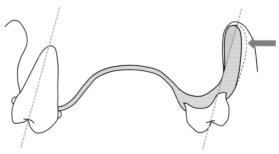

图3-40 牙槽嵴会因就位方向（-----）的不同而出现倒凹（▨）。此时如果将基托边缘像全口义齿一样伸展至前庭沟，基托就要通过变得很厚（➡）来避开倒凹，造成不适。

2）有些局部牙列缺损的病例，牙槽嵴吸收程度较轻，此时也会出现与1）相同的倒凹问题。特别是残根覆盖义齿，这种倾向更为明显。此外，用来恢复牙槽嵴形态的义齿基托截面厚度也较全口义齿薄（**图3-41**和**图3-42**）。

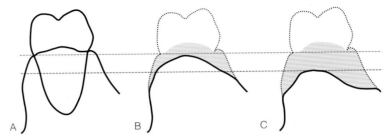

图3-41　义齿基托大小随牙槽嵴吸收程度而变化。与拔牙前（A）相比，牙槽嵴吸收程度较轻则基托较薄较小（B），吸收程度较重则基托较厚较长（C）。

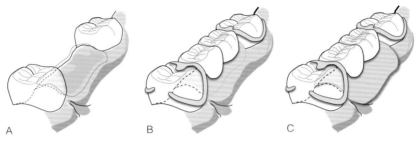

图3-42　以修复牙槽嵴为目的设计基托时，要根据吸收程度（A，⬭）进行设计（B）。若参考全口义齿设计原则伸展至前庭沟，基托会过大（C）。

> **补充说明**　可摘局部义齿基托过大会导致以下问题。
>
> 　　由于可摘局部义齿的固位体是连接在余留牙上的，如果基托外形制作成类似全口义齿那样较大较伸展的形状，会造成与运动黏膜过度接触而产生溃疡（**图3-43**）。
>
>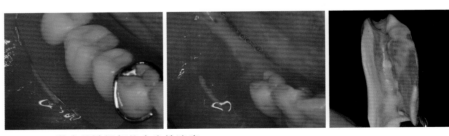
>
> **图3-43**　游离端缺损部位产生的溃疡
> 义齿基托边缘设计在外斜线外1mm。与全口义齿不同，可摘局部义齿移动范围小，易产生溃疡。

3）可摘局部义齿的支持、稳定、固位作用主要来源于固位体。这一点与全口义齿通过边缘封闭和肌肉平衡获得固位与稳定效果是不同的，并不是基托设计得小就会影响稳定性。但是，如果基托过小，边缘设计在了被覆黏膜较薄的部位（如骨隆突等）或者斜面上，就容易产生咀嚼时疼痛、食物残渣侵入义齿内面等问题。

以上3点更适用于余留牙较多的情况，所以义齿边缘与全口义齿形态差异较大，而余留牙越少则越接近全口义齿的形态。比如同样是下颌游离端缺损，尖牙远中全部缺失（**图3-44A**）与部分前磨牙、磨牙残存（**图3-44B**）的情况相比，义齿基托形态差异较大。也就是说，并不存在"可摘局部义齿基托边缘形态的统一设计原则"，要根据病例具体情况、固位体情况而定。

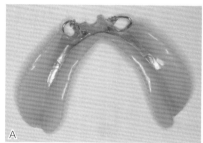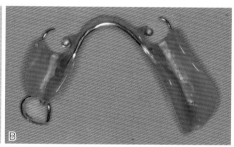

图3-44　多牙缺失时，牙槽嵴逐渐吸收，基托体积变大的同时黏膜支持的比例也增加，所以充分覆盖承托区的基托形态是非常重要的（A）。而磨牙区有余留牙、牙槽嵴吸收并不严重时，义齿基托外形较小，边缘厚度也较薄（B）。

病例 4

需要增加垂直距离时

可摘局部义齿需要增加垂直距离时

A 病例

发现垂直距离减少时，会很自然想到用可摘局部义齿增加垂直距离，而且往往认为可摘局部义齿比天然牙更容易增加垂直距离。然而，对于义齿空间小却保留了余留牙之间咬合支持的病例，往往需要同时进行冠修复，而且垂直距离增加多少也要从诸多方面进行考量，是相当考验诊断能力和治疗水平的。

1 治疗过程小结

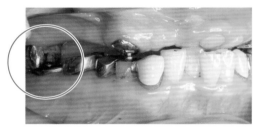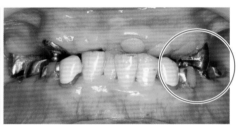

图4-1 初诊时的口内情况。未佩戴义齿咬合时，尽管 7| 和 |4（○部分）余留牙之间存在咬合接触，但前牙区完全没有义齿空间。

主诉：义齿反复损坏、频繁修理（65岁，女性，图4-1）。

既往史：十几年前开始佩戴上颌义齿，之后每次拔除余留牙后就进行修理或者重新制作。

现病史：3年前上颌前牙区制作了固定桥，同时重新制作了上颌局部义齿。1年前因拔牙将义齿改造成残根覆盖义齿，之后又反复损坏、频繁修理。

牙位记录（图4-2）：

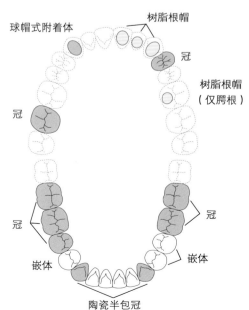

图4-2

上颌多个残根，多牙缺失。下颌无缺失，仅在 7| 和 |4 两处存在咬合接触。

着眼点：

- ☑ 义齿空间不足。
- ☑ 咬合支持减少。
- ☑ 𬌗平面错乱。
- ☑ 下颌前牙的撞击导致义齿损坏。

难点：

- ☑ 死髓牙较多。
- ☑ 残根较多。
- ☑ 菌斑控制不良。

② 检查

X线检查（图4-3）：

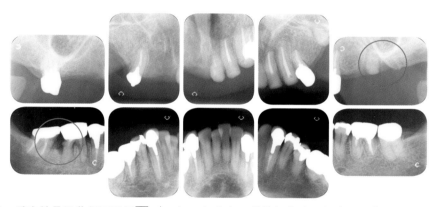

图4-3　垂直性骨吸收仅可见于 6̅、6̲（○ 部分），其他部位均为轻度骨吸收。无髓牙较多，可见多处根管充填未达根尖，但无根尖阴影。

牙周检查（图4-4）：

松动度		0				0			0	0	0	0		0		
BOP																
牙周袋		2 2 3				2 2 2			2 1 1	1 2 2	1 2 3	1 2		2 1 3		
牙周袋		2 2 2				2 2 3			2 2 2	1 2 2	1 3 2	1 2		3 2 3		
BOP																
牙位	8	7	6	5	4	3	2	1	1	2	3	4	5	6	7	8
牙位	8	7	6	5	4	3	2	1	1	2	3	4	5	6	7	8
BOP																
牙周袋		3 2 3	4 2 2	2 2 2	2 2 2	2 2 2	2 2 1	2 2 2	2 1 1	2 2 2	2 1 2	2 1 2	2 1 2	2 2 2	2 2 2	
牙周袋		2 2 5	3 2 1	2 2 2	2 2 1	2 2 1	2 1 1	1 1 1	1 1 1	1 2 1	1 2 2	1 2 1	2 1 2	2 1 2	2 1 2	
松动度		0	0	0	0	0	0	0	0	0	0	0	0	0	0	

图4-4　上颌前牙区探诊出血以残根为主。6̲ 牙周袋较深。需要进行以TBI为主的牙周基础治疗。

颌面部检查（Wills法）：

怀疑垂直距离减少。

（眼裂-口裂间距=64mm，鼻底-颏底间距=59mm）

颞下颌关节、咀嚼肌群：

无自觉、他觉异常。

功能障碍：

无自觉、他觉异常。

③ 诊断

诊断：可摘局部义齿损坏伴随垂直距离减少导致咀嚼功能障碍

取得患者知情同意时的说明方法

"义齿坏得很快是因为有些部分太薄了。（让患者手持镜子边看边解释）下颌前牙与上颌牙龈互相接触，义齿需要薄到能放进上下颌之间这个缝隙里，所以很容易坏。从您的外貌和剩余的牙齿状况来看，后牙的咬合很可能比原先低了很多。虽然可以磨除一部分下前牙来保证义齿厚度，但这个方法并不能改善后牙的咬合。所以，我们暂且不对下颌前牙做处理，而是把义齿的咬合稍微加高一些。我们会根据现有义齿的使用情况来决定咬合关系，并对剩余牙齿进行修整，最后重新制作一副更加合适的新义齿。"

治疗计划 ▶

① 制作临时义齿并进行牙周基础治疗。
② 确认垂直距离是否适当并修整余留牙。
③ 制作最终义齿。

> **补充说明** 义齿空间减少的原因除了垂直距离减少，也可能是下颌前牙过长。有些病例即使垂直距离明显减少也不能采取增加垂直距离的方法，此时可以通过调磨过长牙来确保义齿空间（参考P83）。本病例中，首先为保证治疗过程可逆，制作临时义齿时没有调磨下颌前牙。但是，非必要的调磨对颌牙会导致全颌的咬合不调或者修复治疗不当等问题。

A病例 实际治疗过程

1 临时义齿的制作

由于患者急需义齿修复，迅速开始了临时义齿的制作。

由于残根较多，可以利用牙支持，所以选用了寒天藻酸盐联合印模（制取印模的方法的选择请参考P66）。

■垂直距离

在最低程度确保义齿空间的前提下，通过颌面部检查（Wills法）在可能范围内增加4mm垂直距离，并使用蜡堤记录了咬合关系（**图4-5**）。

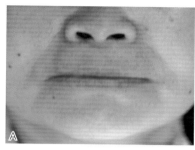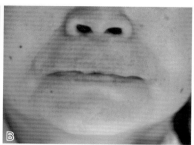

图4-5
初诊时颌面部（A）可见口角处褶皱较深，下唇偏薄。决定重新确定垂直距离时（B），通过口唇厚度、口角处褶皱状态、颏底有无紧张感等可以判断增加量是否合适。

> **补充说明** 使用硅橡胶印模材重体[※1]可以简易取咬合关系，若要精确取咬合关系则需要使用蜡堤。

■牙尖交错位

叩齿运动稳定，故设定在叩齿点上。

■前牙排列位置

取咬合关系时，在椅边将人工牙排列在蜡堤上，并请患者也一同确认。直接使用排列好的人工牙完成义齿制作。

2　临时义齿的设计

设计▶
- 7|：三臂卡环（近中𬌗支托、近中邻面板）
- |4：锻丝RPA卡环组（近中𬌗支托、近远中邻面板、锻丝卡环、塑料腭板）
- 腭杆
- |3：球帽式附着体

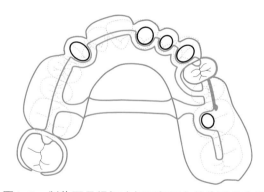

图4-6　制作不易损坏（加厚加固）的临时义齿解决了主诉问题。此时要注意残根周围易损坏部位加强线的走行。另外，因为是可逆性治疗，所以不能改变余留牙的冠长。

> **补充说明** 需要在牙槽嵴顶设计加强线以对抗对颌牙的撞击，但要注意不能设计在前牙区的残根上，并且要保证一定厚度，不可过薄（**图4-6**）。

※1　EXAFINE putty type（GC）。

3 临时义齿的戴入 ·······························

① 临时义齿戴入时按照确认能否就位、调𬌗、调整黏膜面的一般顺序进行（参考P103"义齿戴入和调整"）。

② 用自凝树脂添加到义齿上覆盖余留牙𬌗面，使其与对颌牙产生咬合接触（**图4-7**）。

> **补充说明** 尽可能以可逆的方式用临时义齿试验性增加垂直距离。因此，不能立刻将余留牙替换成临时冠。如本病例中，通过在义齿上添加自凝树脂进行可逆性观察。摘掉临时义齿时，能恢复到原本的咬合高度是十分重要的。

③安装球帽附着体阴极。

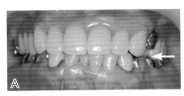
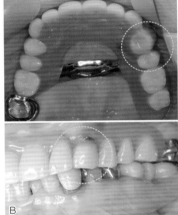
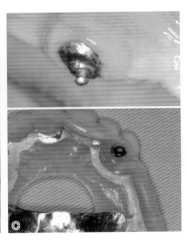

图4-7
增加垂直距离使余留牙与对颌牙产生间隙（A，箭头所示），在义齿上添加自凝树脂使其与对颌牙建立咬合接触（B）。在 3| 安装球帽附着体阳极，义齿上安装阴极（C）。

> **补充说明** 尝试用临时义齿增加垂直距离时，注意保留余留牙的咬合接触。义齿负担过重会导致基牙和基托下黏膜疼痛。可以采用本病例的方式在椅旁添加自凝树脂，也可在技工室用热凝树脂覆盖余留牙处。

4 观察临时义齿戴入后的功能情况 ······················

由于残根数量多又患有牙龈炎，进行了以TBI为主的牙周基础治疗。

■ ⬚6根分歧病变、远中根垂直性骨吸收

实施牙半切术摘除了远中根（图4-8）。

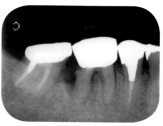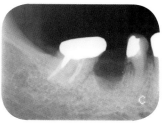

图4-8
左：初诊时X线影像，可见波及
　　根尖的垂直性骨吸收。
右：牙半切术后的X线影像。

■ 确认垂直距离是否合适

患者顺利使用了6个月，颞下颌关节、咀嚼肌群、基托下黏膜以及余留牙均未出现问题，且美观性良好，于是参考临时义齿制作了最终义齿。

5 余留牙的冠修复治疗

根据临时义齿戴入后的情况判定需要增加垂直距离，并在确定最终垂直距离后，按照此距离制作了⬚7⬚6⬚6固定桥和4⬚的冠（**图4-9和图4-10**）。牙半切术后的⬚6在最终修复前先对远中根实施了根管治疗。

由于4⬚的冠与临时义齿不匹配，所以此冠与最终义齿在同一阶段戴入。

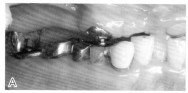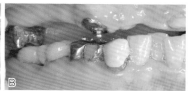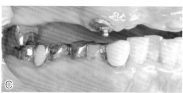

图4-9
A：初诊时因⬚7金属冠冠长不足影响了垂直距离。
B：按照临时义齿的垂直距离将不良修复体更换为临时修复体。
C：一段时间后，包括余留牙在内整体状况良好，通过最终修复（固定桥）恢复了垂直距离。

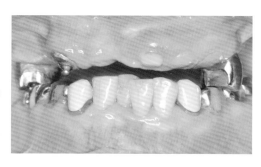

图4-10
戴入⬚7⬚6⬚6的固定桥和4⬚的冠后，仅依靠余留牙也使垂直距离得以恢复（照片为最终修复完成时）。

6 最终义齿的制作 ························

4 冠修复完成后，用个别托盘和硅橡胶印模材制取了精细印模。冠修复的部分也包含在内。

设计（图4-11）▶
- 7︱：三臂卡环（近中𬌗支托、近中邻面板）
- ︱4：锻丝RPA卡环组（近中𬌗支托、近远中邻面板、锻丝卡环、塑料腭板）
- 腭杆
- ︱3：球帽式附着体

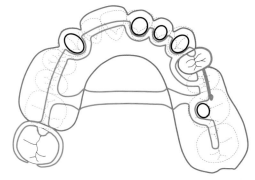

图4-11 最终义齿直接沿用了临时义齿的设计。

■ 取咬合关系

在冠试戴的状态下进行。沿用临时义齿的颌位，用蜡堤取咬合关系。确认叩齿点稳定后，在蜡堤上添加咬合蜡（参考P91）进行记录。确认唇丰满度，标记中线、鼻翼位置、唇线。

■ 人工牙排列试戴

本例中蜡义齿试戴时需确认以下内容。

☑ 前牙区排列位置。

☑ 唇丰满度。

☑ 牙尖交错位与叩齿点有无错位。

☑ 固位体密合状态。

☑ 与美观性相关的部分，让患者照镜子确认并提出主观意见。

7 最终义齿的戴入 ························

最终义齿戴入后的效果（图4-12），义齿戴入时按以下步骤进行调整（义齿戴入的一般步骤参考病例5）。

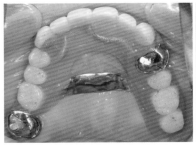 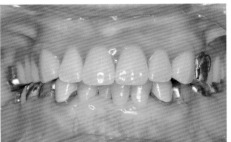

图4-12 由于患者对临时义齿的功能、美观都十分满意，最终义齿便充分沿用了临时义齿的设计。虽然︱4 冠修复后需要重新确定左侧侧方咬合接触部位，但因为义齿的动度极小，所以采用了余留牙与人工牙的组牙功能𬌗。

① 确认义齿戴入口腔时黏膜面（特别是基托边缘）有无摩擦痛。

② 确认固位体是否精确就位。

③ 调𬌗（牙尖交错位）。

④ 调𬌗（侧方运动调节至组牙功能𬌗，图4-13）。

⑤ 再次检查、调整黏膜面。

⑥ 安装球帽附着体。

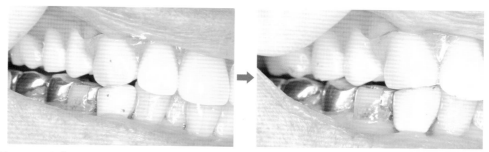

图4-13　制作完成后的义齿右侧侧方运动时，呈尖牙诱导𬌗，调磨尖牙牙尖部后改为组牙功能𬌗。

8　戴入后观察

戴入一周后调整时，患者称腭杆处疼痛。游离端缺损、多牙缺失时义齿戴入后短时间内通常会出现轻微下沉。本例中，腭中线处出现压痕。经检查确认为接触压力过大（图4-14）。使用扭力较大的5倍速手机喷水冷却下，调节金属构造部分，并用橡胶磨头抛光（图4-15）。

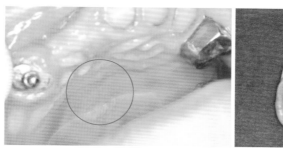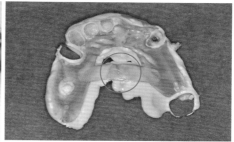

图4-14　受义齿戴入后短时间内的功能性下沉的影响，黏膜可容许性较小的腭中线处（○）容易出现压痕和溃疡，产生疼痛。贴合度检查时，不要遗漏大连接体部分。

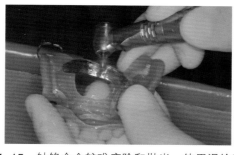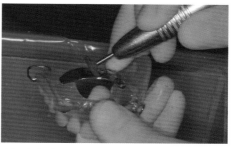

图4-15　钴铬合金较难磨除和抛光。使用涡轮手机（磨除量较大时，使用扭力较大的5倍速手机）和大号金刚车针喷水冷却磨除会相对容易。抛光时，使用半径较大的圆盘状橡胶磨头可以提高效率。

　　垂直距离减少、义齿空间减少会导致义齿基托破损，使用临时义齿增加垂直距离后观察并治疗余留牙，最后，戴入最终义齿（**图4-16**）。佩戴临时义齿的过程中，按照最终垂直距离对余留牙进行冠修复使之获得咬合接触是非常重要的。

　　虽然本病例中没有发生，但使用临时义齿增加垂直距离可能导致余留牙、牙槽嵴、颞下颌关节、咀嚼肌群不调等问题。所以，我们推荐使用能够还原初始垂直距离的临时义齿来增加垂直距离，使用而不去改变余留牙形态。

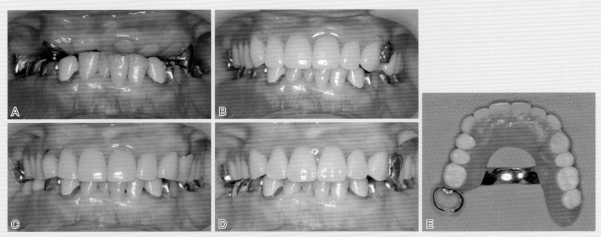

图4-16　治疗前（A）、临时义齿阶段（B，C，E）和治疗结束时（D）的比较。余留牙始终保留咬合接触，冠修复与义齿始终保持协调。必须避免只依靠义齿增加垂直距离的状态（B），这样会导致基托下黏膜和基牙负担过重。

新咬合关系的确定与记录

☑ 哪些情况需要调整垂直距离。　　☑ 不可增加垂直距离的情况。

☑ 调整暂基托蜡堤。　　　　　　　☑ 美观的唇丰满度。

☑ 根据颌面部测量进行诊断。　　　☑ 避免取咬合关系时的误差。

1 哪些情况需要调整垂直距离

制作可摘局部义齿时，经常需要调整垂直距离（通常是增加）。需要增加垂直距离的情况大致分为两种。

① 余留牙之间无咬合接触，旧义齿垂直距离过小。

② 余留牙之间有咬合接触，但容纳义齿的颌间距离严重不足。

两种情况区别明显，哪种病例对应哪种情况应该不难分辨。符合情况①的病例即使戴入新义齿后出现问题，也可以通过调磨人工牙进行可逆调整。而符合情况②的病例需要对有咬合接触的余留牙进行牙冠形态调整或者冠修复，属于不可逆地改变垂直距离。因此，符合情况②的病例必须慎重制订治疗方针。

要弄清是否真的需增加垂直距离。颌间距离小并不一定是病理性垂直距离过小。此处的病理性是指伴随颞下颌关节症状、咀嚼功能障碍的情况。大多数病例没有这些症状，仅仅是由于对颌牙过长或者牙槽嵴隆起等导致的义齿空间不足，那么我们则首选不改变垂直距离制作义齿。

即便如此却依然需要加高垂直距离时，可以采用本章叙述的设计临时义齿的方法来决定新垂直距离。②的情况下，在义齿上设计加高基托或者对余留牙进行冠修复（图4-17），使余留牙在正中颌位上与人工牙有均匀的咬合接触。在此治疗过程中，临时义齿起着十分重要的作用。佩戴临时义齿的目的是确认在新垂直距离下生理功能的状况。通过问诊检查戴入临时义齿后是否出现咀嚼肌疲劳、颞下颌关节不适，以及咀嚼、发音障碍等问题，然后确定最终的垂直距离。这将为此后的冠修复和最终义齿治疗提供参考基准。

用临时义齿增加垂直距离时，使余留牙暂时失去咬合接触也是不可以的（图4-17～图4-19）。若原本具备咬合关系的余留牙在戴入临时义齿后失去咬合接触，会导致咀嚼功能障碍、基托下黏膜疼痛、基牙负担过重等问题。

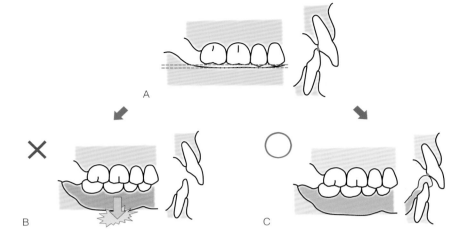

A

B   C

图4-17 即使诊断结果表明需要增加垂直距离（A），但原本存在咬合接触的余留牙在戴入义齿后失去咬合，也会导致咀嚼功能障碍和牙槽嵴负担过重（B）。增加垂直距离时，为使人工牙和余留牙同时参与咬合接触，有些病例需要用透明树脂加高基托来覆盖余留牙（C）。

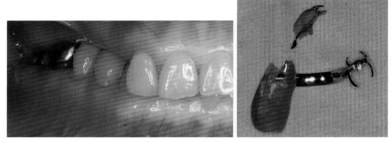

图4-18 上颌左侧对颌牙咬入缺隙，完全没有义齿空间。患者主诉旧义齿反复断裂，基托下黏膜疼痛。仅加高了旧义齿的人工牙，佩戴义齿时天然牙之间依旧没有咬合接触。

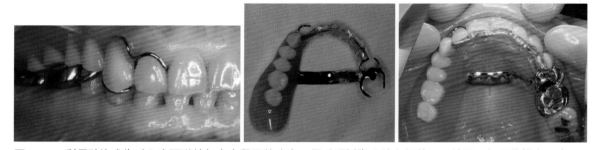

图4-19 利用𬌗垫式临时义齿可逆性加高余留牙的咬合。用透明树脂覆盖上颌前牙，并埋入加强线提高强度。

> **补充说明** 下颌𬌗垫义齿一般不易产生不适和发音问题，所以经常选择使用下颌𬌗垫式义齿。

2 | 不可增加垂直距离的情况

1—即使颌间距明显不足也不可增加垂直距离的病例

图4-20所示病例中，磨牙区上下天然牙之间具备较稳定的咬合关系，但前牙区的颌间距离严重不足。这种情况并不是垂直距离减少，而是下颌前牙明显过长，所以确保义齿空间的首选方法是调磨或压低过长的对颌牙。

下颌前牙留存率较高，往往比较健康。从单颗牙的MI（micro intervention）观点来看，应当避免磨除健康牙体。但是，本病例中如果不调磨对颌牙，不仅无法保证义齿空间，也不能进行正常的前伸运动，所以修复治疗后，磨牙区负担会增大，也会加速磨牙区咬合关系恶化。另外，可以使用种植支抗钉压低一部分牙齿来确保颌间距离，也可以有效保护健全牙体组织。

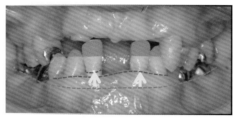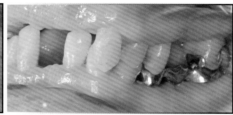

图4-20　与下颌磨牙区相比，可见前牙区牙颈线位置偏高。

牙齿过长的其中一个标准是牙颈线位置。参考解剖学牙颈线的位置，并综合考虑牙龈退缩等因素分析出的过长量（图4-20中的 ⬭ 部分），磨除该部分即可保证充分的义齿空间（图4-21）。

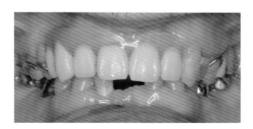

图4-21　本例中对 1⏌、⎿2 进行了预防性根管治疗，并根据需要调殆，确保义齿空间。

2—通过改变义齿设计和材料解决问题的病例

这是一个缺损部位对颌牙过长导致义齿空间不足的病例（图4-22）。本病例也未见明显的垂直距离减少，对颌牙为义齿的基牙，如果磨除会使冠长减小，影响固位体发挥功能，所以需要同时进行牙冠延长术（crown lengthening）或根向复位瓣术（APF）。外科治疗侵袭较大，术后往往会出现冠根比恶化，所以实际临床中并不常用。

这类病例建议使用强度较高的材料。本例中，在正中颌位的接触部位上使用了钴铬合金以防损坏。

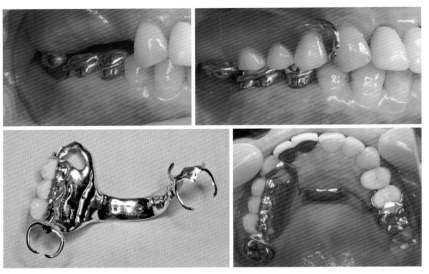

图4-22 特别是设置在 7| 的殆支托周围存在对颌牙的剪切力。为防止损坏采用了一体式铸造，用强度较高的钴铬合金将固位体、连接体、功能尖联结为一体。

3 正确取咬合关系的方法 ··

1—调整暂基托蜡堤

用暂基托蜡堤取咬合关系时，最好在诊疗前确认形态是否合适。若暂基托蜡堤形态不合适，需要修改的地方较多，会使椅旁时间过长。因此，最好事先确认蜡堤是否满足以下基本要求，并进行必要的修改。

A—水平方向上的位置和形态（图4-23）

前牙区：上颌以美观优先，下颌根据切导斜度（必要的覆殆和覆盖）决定形态。上颌中切牙唇面平均在切牙乳头前方8～10mm处（如有余留牙则参考余留牙）。

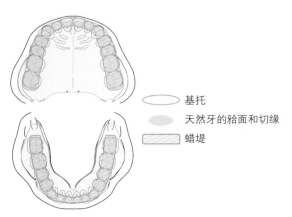

⬭ 基托

▢ 天然牙的殆面和切缘

▨ 蜡堤

图4-23 制作蜡堤时宽度要稍大于牙列。

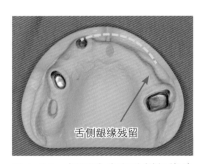

舌侧龈缘残留

图4-24 切牙乳头和舌侧龈缘残留会随牙槽嵴吸收而改变，因此需要在椅旁进行最终确认。

磨牙区：上颌舌侧龈缘残留的线状解剖学标志相当于有牙颌时的舌侧牙颈部，以此作为参考决定颊舌向位置（图4-24）。下颌参考Pound线（尖牙近中点角与磨牙后垫舌侧缘之间的连线）（图4-25）。

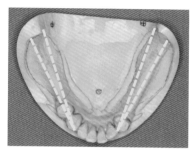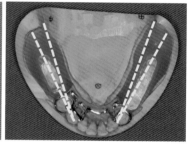

图4-25
制作蜡堤，使人工牙磨牙舌侧牙尖排列在尖牙近中点角、磨牙后垫舌侧缘、磨牙厚垫颊侧缘所形成的三角形区域内。

B—垂直方向上的位置和形态

下颌蜡堤：尖牙与磨牙后垫中部连接而成的平面为假想𬌗平面（图4-26），无余留尖牙的情况下，口腔前庭的平坦部分与𬌗平面基本平行，可作为参考。

上颌蜡堤：𬌗平面位于上下颌接近中央的位置，所以可设定在与下颌蜡堤等高且与HIP平面（切牙乳头与翼上颌切迹连接而成的三角形平面）平行的位置（图4-27）。为避免闭口时的𬌗干扰和颊黏膜侵入，蜡堤需制作至上颌第二磨牙处。

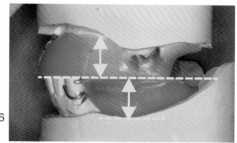

图4-26
𬌗平面设定在上下口腔前庭等距的位置。

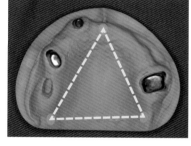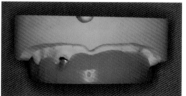

图4-27
上颌蜡堤与HIP平面平行。

2—美观的唇丰满度

调整唇丰满度需要在确定垂直距离之前进行。观察确认的同时最好对鼻唇沟和人中的形态进行触诊确认（图4-28）。

微张口时，上颌中切牙切缘位于上唇线下方约1mm处，口角上提微笑时上颌前牙切缘线与下唇线平行并轻微接触，不露牙龈或露出1～2mm为宜。参考以上标准调整上颌蜡堤（图4-29）。

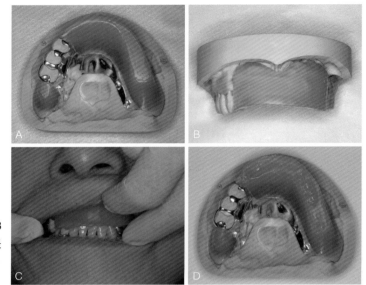

图4-28
事先在预测适合的位置上制作蜡堤（A，B）。参考口腔内余留牙和口唇位置等调整蜡堤形态（C，D）。

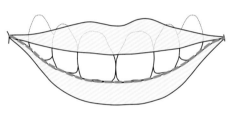
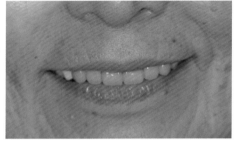

图4-29　口唇位置、上前牙排列、牙龈露出状态均会影响美观。通常认为上颌前牙切缘线与下唇弧线重合时比较美观，但对于男性来说，最好接近直线。牙齿露出量（从口唇）女性比男性稍多一些会更加美观。

■ 存在残根时需注意

余留牙和残根周围牙槽嵴无吸收时，如果蜡堤覆盖牙槽嵴唇侧，唇丰满度可能会过大。

假如用蜡堤记录曾经有牙时的唇面形态，吸收的牙槽嵴上放置的基托厚度的延长线是与蜡堤的表面形态一致的（**图4-30A绿线**）。但是当有牙根时，牙槽骨保存完好，此时再将蜡堤置于前庭沟，唇侧就会过于突出（**图4-30B红线**），需要注意。

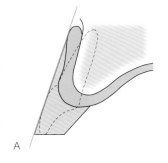
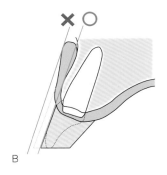

图4-30

缺损部位有牙槽嵴吸收，蜡堤的制作需要同时弥补牙和牙槽嵴的形状（A）。留有残根时，暂基托蜡堤的制作只需弥补牙冠形状即可（B）。

> **补充说明** 接近全口义齿的多牙缺失病例需要边缘封锁的固位（吸附）力时，有时不得已需要将残根处的基托延长至前庭沟，此时唇丰满度可能会过大，所以在取咬合关系和人工牙排列试戴的阶段，要注意确认是否会导致功能性问题。

3—确定垂直距离的步骤–基于颌面部测定（Wills法）的方法

确定垂直距离时要最先要考虑佩戴旧义齿时的颌面部状态。佩戴旧义齿出现明显不协调时，需要用蜡堤重新确定垂直距离。确定新垂直距离的步骤如下。

① 用颌间距测量尺[※2]测量眼裂–口裂间距（a）（**图4-31A**）。

② 将测量尺对准鼻底，测量佩戴旧义齿时与颏底间的距离（b）（**图4-31B**）。

③ 测量口唇轻轻相互接触时鼻底–颏底间距（息止颌位，c）（**图4-31C**）。

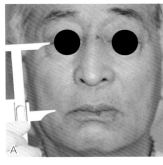
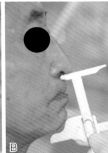
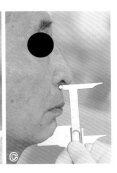

图4-31

A：眼裂–口裂间距（a）。

B：佩戴旧义齿时鼻底–颏底间距（b）。

C：息止颌位时鼻底–颏底间距（c）。

④ "a"或"c–2mm左右"为新垂直距离的标准。

· "a"和"c–2mm"的平均值。

· "a"和"c–2mm"中较合适的一方。

使用其中一个数值作为新垂直距离（修正b）并制作暂基托蜡堤，"b"与"修正b"之间的差最多"+5mm"（**图4-32**）。

※2　坪根式颌间距测量尺（YDM）。

补充说明 出现以下情况时，需要特别注意。

① "b"比"修正b"小5mm以上时。
→ 垂直距离一次增加的上限为5mm，制作+5mm的临时义齿进行观察后，再考虑是否需要再次加高。

② "b"比"修正b"大时。
→ 减少垂直距离可能导致颞下颌关节、咀嚼肌负担加重，如果没有功能障碍此时就不要改变垂直距离。需要改变时，应少量多次逐渐降低（每次1～2mm）。

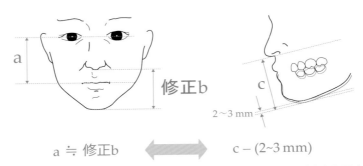

图4-32 "a"为眼裂–口裂间距，"c"为息止颌位鼻底–颏底间距。新垂直距离（修正b）以"a"或"c–（2～3mm）"为基准。

⑤ 在确定的垂直距离下引导下颌至正中颌位，在正中颌位下取咬合关系。正中颌位通常由医生用手法引导，包括单手法和双手引导法。

补充说明 常用的正中颌位引导方法如下。

i）医生用手法引导（单手法、双手引导法）。
ii）根据患者的界限运动决定。
　① 去程序化夹板（anterior jig）（制作一个前牙的亚克力夹板防止磨牙区接触，然后进行引导）。
　② 哥特式弓描记法（多牙缺损时按全口义齿标准决定）。
iii）叶状尺（leaf gauge）（多重薄片状工具，嘱患者前牙咬住，一片一片减少直至磨牙出现咬合接触，重复此过程来引导正中颌位）。
　　其中，去程序化夹板和叶状尺为有牙颌患者的引导方法，特别是上下前牙必须残存，否则无法使用。制作临时义齿时，需要重新考虑垂直距离的病例往往是多牙缺失，虽然首选单手法或双手引导法，但如果引导时出现颞下颌关节疼痛，那么可选用哥特式弓描记法等，对于不同情况的病例要选择相对合适的方法。另外，单手法、去程序化夹板、哥特式弓描记法和叶状尺推荐在坐位下进行，而双手引导法最好采取仰卧位使患者头部后屈，并且医生用腹部和双手固定住患者头部后进行。

将髁突引导至正中颌位时，放松神经肌肉机制可以使引导过程更加顺利。余留牙没有咬合接触的患者叩齿点不稳定时，戴入旧义齿咬棉卷后（**图4-33**），再戴入暂基托蜡堤做叩齿运动有时可以变稳定。

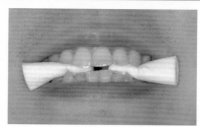

图4-33 双侧前磨牙咬棉卷3~5分钟，磨牙不要有咬合接触。

⑥ 用暂基托蜡堤记录正中颌位后，再确认坐位下的叩齿点，观察两者是否一致。若叩齿点稳定，且与暂基托蜡堤记录的正中颌位一致，那么就可以在正中颌位下取咬合关系。

新义齿的颌位关系与旧义齿不一致时，戴入新义齿后就可能出现颞下颌关节和咀嚼肌群的症状。而且，刚刚戴入新义齿时往往会按照旧义齿的位置咬合，这样一来调整时就会不自觉的调成旧义齿的咬合位。取咬合关系时使神经肌肉机制放松，或反复做叩齿运动，这样可以确认旧义齿戴入时暂基托蜡堤有无错位。

⑦ 叩齿点与正中颌位有少量（大约1mm以内）错位时，叩齿点优先。有较大错位，或者叩齿运动不稳定时，通常取正中颌位的咬合关系。

补充说明 最好不要仅凭一个指标调整垂直距离，除颌面部测量以外，还有以下方法：

i）标准X线影像。

ii）息止颌位。

iii）发音。

iv）吞咽。

依据多个标准初定一个垂直距离后戴入临时义齿，经过观察确认在行使功能时没有问题后再最终决定垂直距离。

4—避免取咬合关系时产生误差

A—为何会出现误差

　　将暂基托蜡堤放入口内时就出现咬合不稳定的情况，可通过视诊和抽拉咬合纸的方法确认余留牙咬合是否紧密。如果患者自己难以重现颌位，则需要医生引导患者将下颌移动到正确的颌位上（**图4-34**）。

　　暂基托移位会导致取咬合关系时出现误差，因此要尽量用手固定住基托再嘱患者咬合（**图4-35**）。

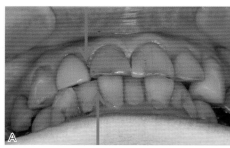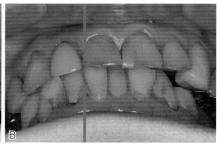

图4-34　戴入暂基托蜡堤前的牙尖交错位（A）。戴入后，患者有时无法重现牙尖交错位而产生偏移（B）。

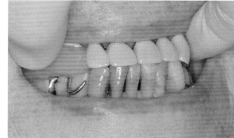

图4-35
用手辅助取咬合关系可以防止暂基托蜡堤晃动，还可以感知是否存在引起晃动的不良咬合力。

补充说明 对于暂基托蜡堤难以稳定的病例，最好事先制作简易锻丝卡环或者在金属支架上制作暂基托蜡堤（**图4-36**）。

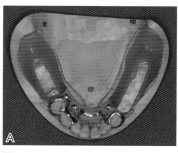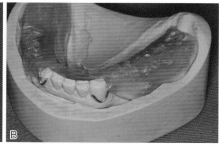

图4-36
A：取咬合关系前在金属支架上制作暂基托蜡堤。
B：在暂基托蜡堤上添加锻丝卡环。

B—避免暂基托蜡堤的误差

蜡堤记录对颌牙牙尖1mm深的压印即可。压印过深会因蜡的收缩而无法嵌合，导致上粭架时模型浮起。另外，可以使用流动性、再现性比蜡更好的氧化锌丁香酚糊剂[※3]或咬合蜡[※4]（**图4-37**）来记录粭面。特别是义齿空间较小时，咬合关系取到一半，对颌牙就已经碰到基托。此时，虽然可以调磨基托，但若在制作暂基托蜡堤时事先将义齿空间小的部位的基托做薄一些，那么就能避免出现此类问题。

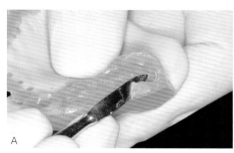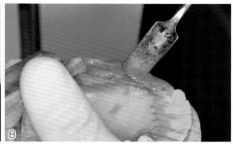

图4-37 将暂基托蜡堤调整到合适位置后，先用雕刻刀去除多余的蜡（A）并添加一层咬合蜡（B），再做最终的压印记录。

C—模型的确认方法

包括上颌前牙缺失的牙列缺损要用蜡型雕刻刀记录人工牙排列时的标志线（中线、唇线、鼻翼的位置）（**图4-38**和**图4-39**）。

取咬合关系后通过暂基托蜡堤将上下颌模型咬合在一起，务必确认咬合关系是否与口内情况一致。并且从后往前看上颌和下颌的翼下颌韧带的走行是否为对称的"八"字形（**图4-40**），这有助于确认下颌颌位是否有错位。

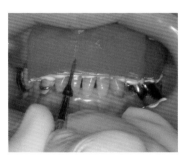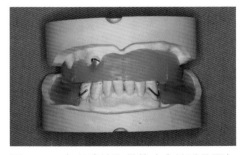

图4-38 记录标志线。　图4-39 务必确认取得的咬合关系是否与口内情况一致。

※3 Super Bite（BOSEORTH）。丁香酚糊剂与蜡堤无法结合，所以需要赋予蜡堤一个能够产生机械嵌合力的形态。主要用于全口义齿和多牙缺失时蜡堤之间位置关系的确定。

※4 ALU WAX（ALU WAX DENTAL PRODUCTS）。含有铝粉的蜡，具有热传导性，流动性好，硬化后变形量小，用蜡堤大致记录咬合关系后，在咬合面铺一层该材料。

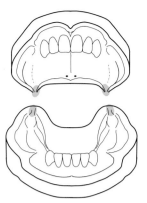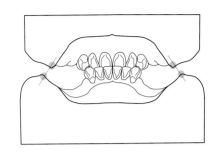

图4-40 模型记录的翼下颌韧带（ ⬭ ）可以有效评估水平位置关系。可通过连接上下颌翼下颌韧带的直线（ ----- ）的对称性来进行评估。

病例 5

可摘局部义齿
戴入时的常规操作

> ## A 病例
> # 希望戴入当天就能舒适咀嚼

　　随着检查、诊断、制取印模和咬合关系等诊疗过程的一步步推进,患者对新义齿越来越期待。然而,即便在此过程中与患者建立了极好的互信,戴入新义齿时一旦产生疼痛和咀嚼不适,互信关系就会瞬间消失。戴入是整个可摘局部义齿治疗过程最重要的时刻,想要戴入过程快速、舒适,最好的方法就是切实地完成诊疗常规的每一步。

1 治疗过程小结

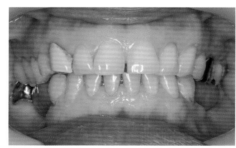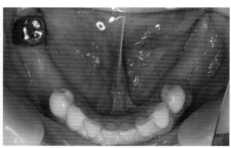

图5-1　初诊时的口内情况。⌐5 拔除后现在佩戴的义齿无法继续使用,希望重新制作。

主诉:拔牙后希望重新制作义齿(58岁,男性,**图5-1**)。

既往史:3年前,在经常就诊的牙科诊所分别制作了⌐65和⌐67的单侧设计义齿,并一直使用。

现病史:约一个月前⌐5根折,在家附近的医院就诊后被告知需要拔除。一周前,⌐5因根折拔除。现在吃东西很不方便,希望尽早解决。

🖊 **牙位记录**(图5-2):

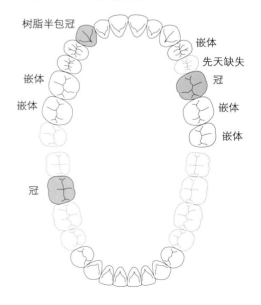

图5-2
上颌牙列无异常。下颌余留牙状态良好。

❷ 检查

✐ 牙周检查（图5-3）：

松动度		0		0		0		0		0		0		0		0		0		0		0		0		0		0	
BOP																														
牙周袋		2 1 3	3 2 2	1 2	1 2	2 2 3	3 1 2	3 1	2 2	1 2	1 2	2 1	2 2 1	3				2 2 2 2 2
BOP		3 2 2	2 1 2	1 2	1 2	1 2 3	2 3 2	1 2	2 2	1 2	1 2	2 1	2 1 2	1 3				2 2 2 2 2
牙位	8	7	6	5	4	3	2	1	1	2	3	4	5	6	7	8
牙位	8	7	6	5	4	3	2	1	1	2	3	4	5	6	7	8
BOP																	
牙周袋		3 2 3			2 1 2	2 1 2	2 1 2	2 2 1	2 2 1	2 2 1	2 2 1	2 2 1	2 2 1	3	
BOP		3 2 2			2 1 2	2 1 1	2 1 2	2 1 2	2 2 1	1 1 2	2 1 2	2 1 3		
松动度		0			0	0	0	0	0	0	0	0		

图5-3　菌斑控制良好，未见深牙周袋。考虑可以直接制作最终义齿。

✐ 颌面部检查（Wills法）：

未见垂直距离减少。

✐ 颞下颌关节、咀嚼肌群：

无自觉、他觉异常。

✐ 功能障碍：

无自觉、他觉异常。

❸ 诊断

<u>诊断：咬合支持减少导致咀嚼功能障碍</u>

取得患者知情同意时的说明方法

　　"一般要经过2~3个月待拔牙伤口完全愈合后制作义齿，但为了尽快解决吃饭不便的问题，我们可以等拔牙窝基本填平就迅速开始制作义齿。义齿完成后，拔牙的地方需要根据愈合情况进行修整。另外，新义齿与您之前用的义齿形状不一样，覆盖前方的面积增加了，所以最开始时吃饭和说话可能会有些不适应，只要慢慢调整就会改善。"

治疗计划 ▶
① 确认拔牙窝上皮形成。
② 制作最终义齿。
③ 拔牙处重衬。

A 病例 实际治疗过程

1 确认拔牙窝上皮形成

初印模（藻酸盐印模材）时，拔牙窝已经完成上皮形成，可以进行牙体预备和制取精细印模。

2 制作最终义齿

① 初印模（藻酸盐印模材）。

② 制作研究模型。

=> 测绘，预设计，确认牙体预备部位

③ 牙体预备。

④ 使用个别托盘制取精细印模（硅橡胶印模材）。

⑤ 牙尖交错位下取咬合关系（暂基托蜡堤）。

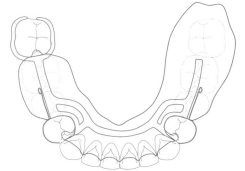

设计（图5-4）▶
- 7]：三臂卡环（近中𬌗支托、近中邻面板）
- 4]和[4：联合卡环（近中𬌗支托、近远中邻面板、舌侧铸造卡环对抗臂、颊侧锻丝卡环臂）
- 树脂舌板

图5-4　使用舌板的情况下，4]的𬌗支托不管放在近中还是远中，都不会影响义齿的自洁性。本病例中，虽然右侧为非游离端缺损，但考虑到7]将来可能缺失，所以选用了近中𬌗支托。

补充说明 由于前牙舌侧颈缘至口底的距离不足，所以采用了树脂舌板。患者自身菌斑控制良好是选用舌板的必要条件。

3 戴入的常规操作

1—确认是否就位

义齿试戴过程中，若只进入一部分而无法完全就位时：
- 能通过视诊确认的部位，用钨钢车针大致调磨。
- 接触部位或黏膜面干扰等可使用指示剂[※1]进行调节（图5-5）。

※1　DENT-SPOT（昭和药品化工），使用专用海绵轻拍涂抹。可以具体确认接触部位。

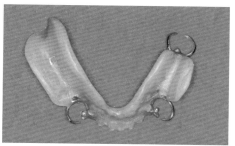

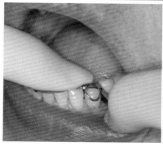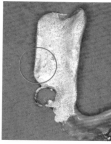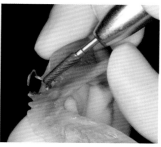

图5-5　义齿摘戴出现疼痛时，常常由于义齿黏膜面与牙槽嵴侧面发生摩擦。视诊难以判断时，需要用糊状指示剂确定接触部位。

> **补充说明**　对于摘戴时的黏膜干扰要仔细进行调整，大多需要调整的部位是与牙槽嵴侧面接触的部位，而非承托区。

2—确认基牙与固位体是否密合

需要确认：

· 支托与支托窝是否密合。

· 卡环是否密合。

· 固位力是否适宜。

在本例中，锻丝卡环固位力不足，所以用钳子进行了调节（**图5-6**）。

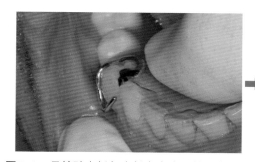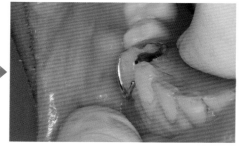

图5-6　尽管𬌗支托与支托窝密合，锻丝卡环却不密合。这种情况需要用钳子调节。

> **补充说明**　在义齿制作过程中，基托树脂聚合后从工作模型里取出时，若施加了不当的外力，可能会导致卡环变形。这种情况技师很难发现，往往就以卡环不密合的状态交付临床。

3—调𬌗

① 牙尖交错位下余留牙之间存在间隙的阶段

嘱患者轻轻咬合，并观察确认。

·有没有𬌗干扰。

·咬合高多少。

咬合过高的程度较大的阶段，仅使用红色咬合纸就可以同时调整牙尖交错位和前伸、侧方运动时的咬合接触（**图5-7**）。人工牙使用碳化硅（**图5-8A**）车针进行调磨，基托使用钨钢车针（**图5-8B**）进行调磨。

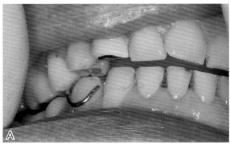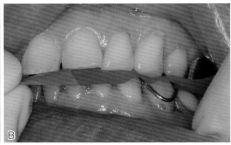

图5-7 戴入义齿后嘱患者牙尖交错位咬合，此时咬合还比较高（A），仅使用红色咬合纸即可同时调整侧方咬合（B）。

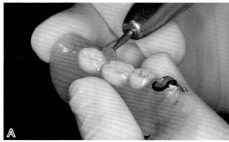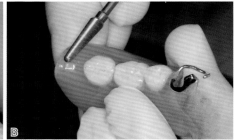

图5-8 特别是下颌游离端缺损义齿，下颌前伸运动时义齿基托后缘常与上颌最远中的牙发生𬌗干扰，此时，调磨人工牙的同时（A），也不要忘记调磨基托（B）。

② 牙尖交错位下大部分余留牙具备咬合接触的阶段

用咬合纸抽拉测试确认咬合接触情况（**图5-9**）。最好用其他颜色咬合纸确认牙尖交错位和其他下颌运动位的咬合情况。

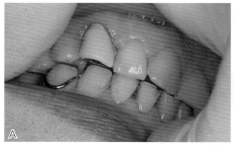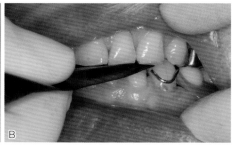

图5-9 确认牙尖交错位下余留牙之间几乎没有缝隙后（A），用咬合纸进行抽拉测试（B）。如果人工牙咬合接触比余留牙强，则需要精细调磨成一致。

调𬌗结束时，右侧非游离端缺损与余留牙构成组牙功能𬌗。由于左侧游离端缺损，为防止侧方运动时义齿晃动，调节成只在牙尖交错位时有咬合接触。

𬌗支托注意不要调磨得过薄。可以使用三角卡尺[※2]确认厚度（图5-10）。

卡环肩部过薄易断裂，若需要调𬌗，可调节对颌牙（图5-11）。

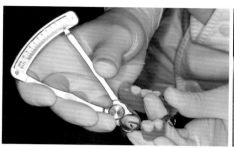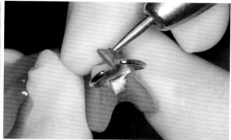

图5-10　𬌗支托厚度至少需要1.5mm。如果难以保证厚度，则需要调磨对颌牙。

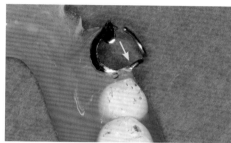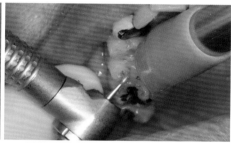

图5-11　卡环肩部容易在侧方运动时产生𬌗干扰，调磨了对颌牙。

4—调整黏膜面

完成调𬌗后，再使用硅胶系指示剂[※3]确认用力咬合状态下的密合情况。在咬合压力下调整，会更接近实际行使功能时的状态（图5-12）。

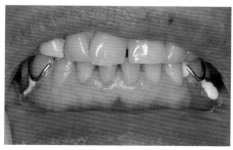

图5-12
涂抹指示剂后迅速戴入义齿并嘱患者咬合，然后等待材料固化。

[※2]　三角卡尺（YDM）。

[※3]　Fit Checker（GC），由于材料有一定体积，所以能够确认黏膜和义齿之间有多大空隙。能够精细调整支持力的大小。

下颌隆突、拔牙窝（**图5-13**，）等处因为存在缓冲，所以指示剂较厚，而与颌平面接近垂直的牙槽嵴侧面、舌侧面（**图5-13**，）支持能力较小，行使功能时容易产生疼痛，是需要内面调磨的部位。

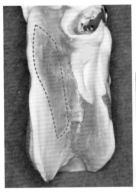
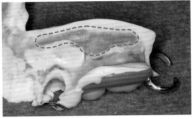

图5-13
特别需要调磨支持能力小，指示剂又较薄的部位。

> **补充说明** 下颌游离端义齿的主承托区是颊棚和牙槽嵴顶。牙槽嵴顶和外斜线之间没有明显的"颊棚"区域，所以支持力主要依靠牙槽嵴顶。承托区具备以下两方面特征比实际解剖位置更加重要。① 黏膜受力形态变量小。② 相对水平且面积较大。

印模压力的影响、基托树脂聚合收缩等因素都会引起内面不贴合。这些部位即使在义齿初戴时没有出现疼痛，也会随着义齿的功能性下沉而成为疼痛的原因，所以必须调整（**图5-14**）。

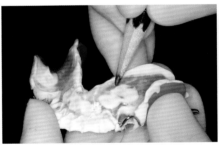
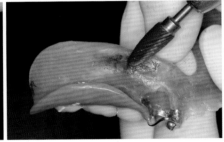

图5-14 用铅笔标记需要调整的部位，然后用钨钢车针调磨。缓冲骨隆突等非承托区且易产生疼痛的部位。

图5-15为调整完成时的状态。使承托区强力贴合，将缺乏支持力、易产生疼痛的部位的内面磨除一层。

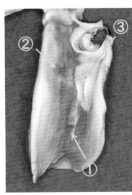

图5-15
图5-13的状态经过调整，指示剂材料厚度按照承托区（①）、缺乏支持力的部位（牙槽嵴侧面等）（②）、需要缓冲的部位（骨隆突、拔牙窝）（③）的顺序递增。

5—摘戴指导

　　义齿调节完成时，需要确认患者能否顺利自行摘戴。首先让患者手持镜子，医生一边摘戴一边为患者讲解（**图5-16A**）：

·摘戴方向。

·用手按下固位体处戴入。

·手抠住卡环处摘下。

　　然后，医生拿着镜子，让患者自己试着摘戴（**图5-16B**）。

　　使用义齿指南（参考附录，P113）等，为患者讲解义齿的使用方法和日常维护方法。

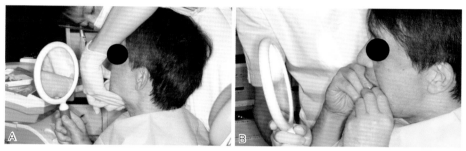

图5-16　先让患者手持镜子，医生一边摘戴一边为患者讲解（A）。然后，医生拿着镜子，让患者自己反复练习，直至可以自行摘戴（B）。

4　拔牙部位重衬

　　拔牙3个月后，待伤口完全愈合，用重衬材料[※4]进行重衬（**图5-17**）。

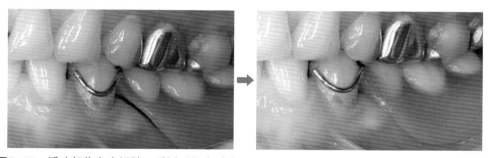

图5-17　缓冲部位存在间隙，重衬后紧密贴合。

※4　MILD REBARON（GC）。

　　拔牙后迅速戴入义齿保证了咀嚼功能（**图5-18**）。戴入时，根据牙槽嵴的支持能力进行调整，缓冲拔牙窝的同时尽量获得黏膜支持。如果让整个黏膜面均匀接触，可能会出现疼痛或加速牙槽嵴吸收，所以，要一边思考哪些部位具有较强的支持力一边进行调整。义齿戴入的常规操作方面，临时义齿与最终义齿没有太大差别，调整时要时刻思考调整后的固位力、咬合方式、密合度会有什么改变。

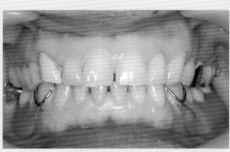 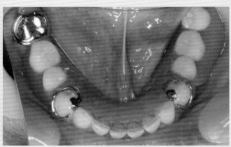

图5-18　维护后的口内情况，密合状态与咬合恢复均良好。

义齿戴入与调整

☑ 戴入义齿时的调整。　　　　☑ 确认固位力与密合性。

☑ 调𬌗。　　　　　　　　　　☑ 调整黏膜面。

☑ 患者指导与维护。　　　　　☑ 义齿指南（附录，P113）。

■ 可摘局部义齿戴入流程图

　　如**图5-19**所示可摘局部义齿戴入需遵循一定的步骤。为了能使技师制作完成的义齿安全戴入口内，并充分发挥良好的咀嚼功能，必须经过一系列的"确认和调整"。将此确认流程常规化，留意每一个微小的细节，是义齿维护的第一步。

1. 戴入义齿时的调整

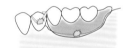

☑ 调磨固位体、基托等处的干扰（✳）。
☑ 缓冲戴入时会产生疼痛的部位。

2. 确认固位力与密合性

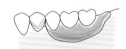

☑ 确认支托与支托窝是否密合。
☑ 确认卡环密合性和固位力。
☑ 确认有无基托下黏膜疼痛（⬬）。

3. 调𬌗

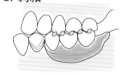

☑ 调磨咬合过高的部分（✳）。
☑ 根据病例情况选择适合的侧方运动咬合接触方式。
☑ 确认侧方运动时义齿有无晃动。

4. 调整黏膜面
（紧咬牙时）

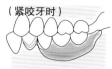

☑ 确认紧咬牙时有无疼痛。
☑ 紧咬牙时检测黏膜面密合度。
☑ 根据牙槽嵴支持能力进行黏膜面微调。

5. 调整完成

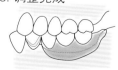

☑ 指导如何摘戴、维护。

图5-19

1 义齿戴入时的调整 ....

1—固位体无法就位时

  义齿常由于固位体不密合而无法完全就位。最常见的原因是卡环肩部、邻面板内面等进入了倒凹。这类问题通常是设计失误或者技师操作时倒凹填补不足引起的。通过观察或使用指示剂找到问题部位进行少许调磨即可解决。

  调节卡环的方法不太常用，但如果调节卡环也不能解决问题就要重新制作，这种情况需要从基牙预备开始全部重做（图5-20～图5-22）（参考P38"基牙预备步骤"）。

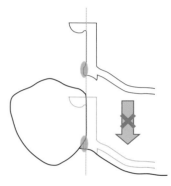

图5-20
如果邻面板一部分进入倒凹，义齿就无法戴入。

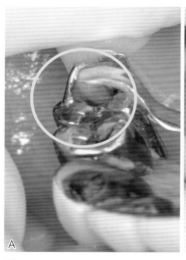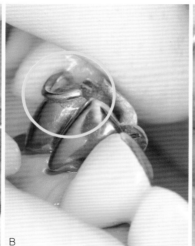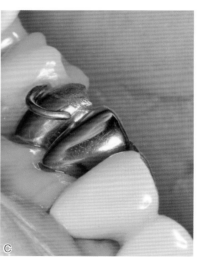

A   B   C

图5-21
A：基牙调改不足导致⌐5 锻丝卡环无法越过边缘嵴，义齿不能就位。
B：当场调改基牙，使卡环能够越过边缘嵴。
C：因为是先观测再设计，所以卡环尖只要能越过边缘嵴就能进入适当的位置。

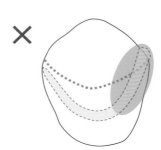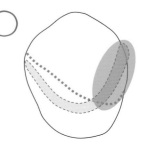

图5-22
如果将卡环基部（肩部）错误地设计在倒凹内，就会因弹性形变不足导致无法戴入，或对基牙产生过大负担。

2—基托出现干扰时

如果义齿基托延伸至牙槽嵴黏膜的倒凹内就不能正常戴入。先调节能够明确观察到的部位，再用指示剂确认干扰部位（图5-23）。

另外，就位后也可能在骨隆突或制取印模时加压过度的部位出现压迫，如果发现这类情况也要进行调磨（图5-24）。

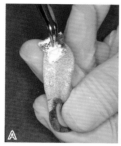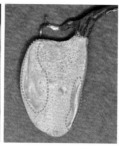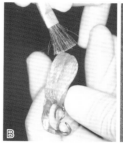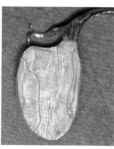

图5-23

A：指示剂（DNET-SPOT，昭和药品化工）。使用专用海绵轻轻拍打涂抹。

B：同类指示剂（PIP，Mizzy）沿就位道的垂直方向用笔刷涂抹。摘戴时接触的部位与就位后接触的部位脱色方式上有差别，较易锁定引起疼痛的部位。

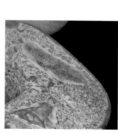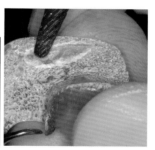

图5-24　义齿戴入时出现摩擦痛的部位就是压迫较强的部位，用钨钢车针进行调磨。

2 确认固位力与密合性 ....

确认基牙与固位体的密合性（图5-25～图5-27）。

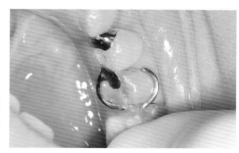

图5-25

通过观察和探针触诊确认支托与支托窝是否密合。难以分辨时可使用硅胶系指示剂进行确认。

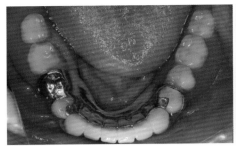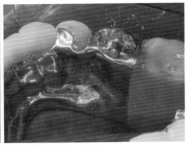

图5-26 金属基托义齿的金属舌板及腭板有稳定义齿和间接固定余留牙的效果。确认支托的同时还要确认金属舌板、腭板的密合性。

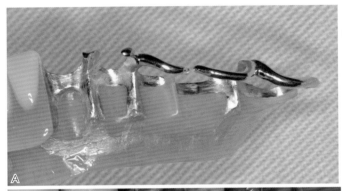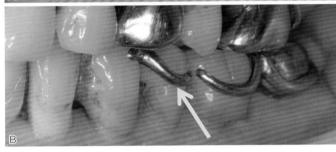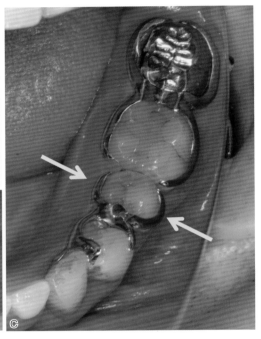

图5-27

A：使用铸造卡环和树脂舌板、腭板的固位体。

B：⌐5 有松动（箭头），卡环未进入倒凹，依靠其他固位体使义齿稳定，获得间接固定的效果。

C：卡环与树脂舌板、腭板必须密合性良好（箭头），才能起到间接固定的效果。

> **补 充 说 明** 基牙与固位体密合不良时，有时会分不清问题出在金属支架还是基托。设计复杂的义齿在完成前最好试戴金属支架。

3 调𬌗 ....

义齿戴入口内后，需要确认咬合接触并进行调整。𬌗架再现实际下颌运动的能力有限，多数情况下还是需要在口内做最终调整。

> **调𬌗的流程和目的**
>
> 1. 叩齿点（tapping point）（或正中颌位）下的调整
>   - ☑ 消除早接触点。
>   - ☑ 覆盖整体牙列的多点接触。
> 2. 侧方运动的调整
>   - ☑ 义齿咬合时的稳定。
>   - ☑ 避免对基牙产生有害的侧向力。

1—叩齿点（正中颌位）

通过叩齿运动（或引导至正中颌位）用咬合纸记录咬合接触点，调磨呈现早接触的部位（**图5-28**）。

a）余留牙之间存在咬合接触的病例

经调整，义齿戴入后余留牙之间的接触状态要与戴入前一致。接触面积要为点接触而不是面接触，如**图5-28**所示，接触部位要调整成仅B点，或者B点和C点。

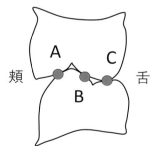

图5-28
人工牙在正常覆盖关系排列时可能有咬合接触的部位。

b）余留牙之间不存在咬合接触的病例

义齿戴入后，嘱患者做叩齿动作，确认水平方向的下颌位置是否正常。若不正常，医生要进行引导，调磨早接触部位，将垂直距离调整至与取咬合记录时一致。

2—非正中颌位

a）余留牙之间引导前伸、侧方运动的病例

戴入义齿后，如果余留牙失去了前伸或侧方位的咬合接触，那么需要谨慎调磨人工牙的接触部位，使余留牙之间恢复咬合接触（**图5-29**）。此外，从牙尖交错位移动到前伸、侧方位时，最好能从后向前依次脱离接触。

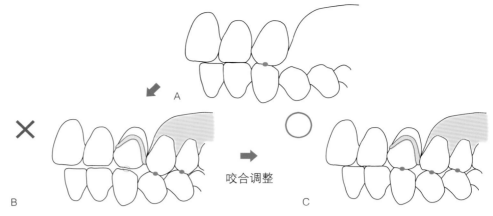

图5-29
A：未佩戴义齿时呈尖牙诱导𬌗。
B：戴入义齿后如果变为人工牙诱导，则需要调整。
C：调整后，尖牙和人工牙构成组牙功能𬌗。

　　图5-30所示病例中，未佩戴义齿时右侧方运动为尖牙诱导𬌗。虽然 3| 和 |43 的牙周组织比较健康，但为减轻 3| 的负担，应考虑使其与 654| 一起构成组牙功能𬌗。将人工牙参与侧方运动诱导对义齿产生的侧向力，通过大连接体被分散到间接固位体上。

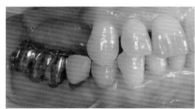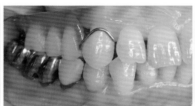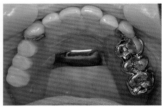

图5-30　在保留 3| 诱导的同时，可以将后牙人工牙加入侧方运动的咬合接触中以保护 3|。

Ⓒolumn　**导致义齿不稳定的咬合因素**

　　如**图5-31**所示的交叉错位咬合的情况，义齿很容易不稳定。为使义齿稳定，需要考虑以下问题：①充分利用黏膜支持防止基托下沉。②建立双侧平衡咬合减少侧向力。③利用固位体的固位力防止义齿旋转和下沉。

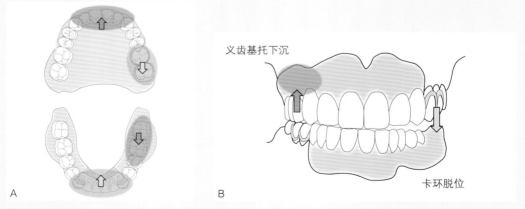

图5-31
A：下颌前牙撞击上颌前牙，上颌后牙对下颌游离端部分施压（　　　），破坏义齿稳定性的同时，也会增加基托下黏膜的负担（　　　）。
B：工作侧人工牙与天然牙接触时，基托下沉，对侧固位体易脱离基牙。如果为了防止脱位而加大卡环固位力，又会加重余留牙的负担。

b）人工牙引导前伸、侧方运动的病例（交叉错位咬合或多牙缺失的病例）

仅有固位体很难抑制义齿旋转，而平衡的咬合关系可以使义齿稳定。具体步骤如3所示。

3—可摘局部义齿双侧平衡咬合的调整步骤

工作侧（　　）多点接触、平衡侧（　　）1点以上接触可以获得侧方运动时的平衡状态。前伸运动时，则同时需要前牙（　　）接触和后牙（　　）多点接触（**图5–32**）。使所有咬合小面同时接触从实际角度讲有些困难，所以工作侧和平衡侧的接触点调整成三角以上的多角形接触即可。多角形的面积越大义齿越稳定（**图5–33**）。

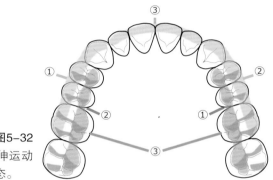

图5–32
使右侧方位（①）、左侧方位（②）、前伸运动时（③）分别有3点以上同时接触为理想状态。

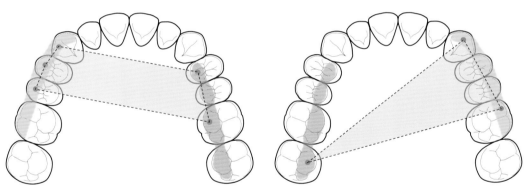

图5–33　使侧方运动获得多角形咬合接触的病例。工作侧、平衡侧至少各有1点接触。若有3点以上接触则可以防止义齿旋转、下沉。

以下为双侧平衡咬合调整实例（**图5-34 ~ 图5-36**）。

由于本病例余留牙之间无咬合接触，丧失牙尖交错位，所以取了正中颌位下的咬合关系。下颌义齿为双侧游离端缺损，缺损处黏膜支持能力较强（上前牙区很难获得黏膜支持）。为使交叉错位咬合获得双侧平衡咬合关系，必须保证下颌义齿的稳定。

① **正中颌位**

后牙区左右接触均等，前牙区为减轻上颌牙槽嵴的负担，咬合接触调整为可将咬合纸有阻力地抽出的程度。

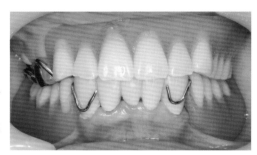

图5-34

上颌的6̲5̲4̲|和下颌的3̲2̲1̲|2̲3̲（|1先天缺失）残存的病例。虽然上颌前牙区有残根，但只能起到正中颌位下的支持作用。

② **右侧方位（有余留牙的一侧）**（**图5-35**）

工作侧咬合接触（●）分散在义齿和余留牙上。平衡侧咬合接触（●）全部集中在人工后牙上。平衡侧前磨牙至磨牙都有咬合接触可以使义齿更加稳定。

工作侧余留牙、人工牙都具备咬合接触是非常重要的。单看工作侧时，义齿和余留牙也需要形成组牙功能𬌗。若只有平衡侧有咬合接触，义齿会很容易脱位。

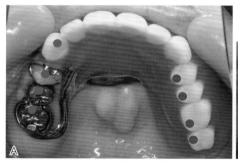 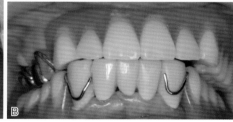

图5-35 右侧方运动时的咬合接触点（A）和正面观（B）。

③ **左侧方位（仅有缺损的一侧）**（**图5-36**）

工作侧广泛接触（●），平衡侧余留牙与最远中基牙的固位体有接触（●）。给平衡侧的义齿部件上添加接触点可以防止义齿翘起。

若平衡侧有余留牙，义齿完成后再修改咬合面形态会比较困难，因此，最好在制作义齿前通过牙体预备将平衡侧调磨成容易建立咬合接触的形态。特别是上颌颊侧牙尖高、腭侧牙尖低的反横𬌗曲线的情况，平衡侧是无法建立咬合接触的，必须在牙体预备阶段调整牙冠形态。

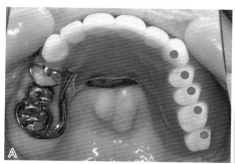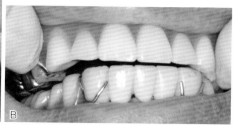

图5-36 左侧方运动时的咬合接触点（A）和正面观（B）。

Column— 平衡侧建立咬合接触的难易度

　　余留牙之间完全失去咬合接触的病例中，侧方运动会对义齿产生侧向力，侧向力不仅给基牙、牙槽嵴增加负担，也会对人工牙、固位体和基托等造成过大的应力。尤其是仅单侧侧方诱导消失时，为消失侧侧方运动建立平衡咬合非常重要。

　　平衡侧的咬合接触可以建立在人工牙上（**图5-37A**），也可以建立在固位体上（**图5-37B**）。平衡侧无法建立咬合接触时，只能依靠固位体的固位力和义齿基托的支持力来保证义齿稳定。

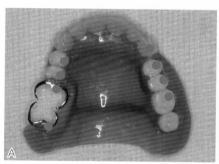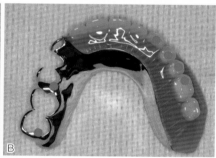

图5-37
A：可以在人工牙上建立平衡侧咬合接触的义齿。
B：需要在固位体上建立平衡侧咬合接触的义齿。

4 **调整黏膜面** ⋯⋯

　　进行一系列调殆后，义齿基托比刚刚戴入时更加贴合，同时也会有少许下沉。因此，调殆后要再次用硅胶指示剂[5]检测基托和黏膜之间的接触强度，对基托下空间的体积进行评估（**图5-38**）。然后调磨受压较强的部位，使基托可以充分发挥咬合支持力但又不产生疼痛。糊状指示剂比硅胶指示剂更容易观察接触部位的细微差别。

　　而硅胶指示剂由于具有一定的体积，所以可以通过参考其厚度来精细调节承托区、非承托区的贴合强度。

图5-38
硅胶指示剂调和后迅速涂抹在义齿黏膜面（A）。确认调整后的牙槽嵴侧面和舌侧基托边缘等缺乏支持能力的部位的指示剂不能太薄（B）。

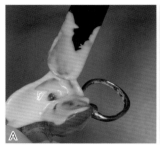 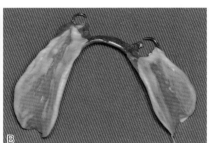

5 **调整完成** ⋯⋯⋯

1—摘戴指导

- ☑ 让患者手持镜子，医生先演示如何摘戴，然后让患者自己练习，直到患者可以自行摘戴为止。
- ☑ 先将义齿置于大致的位置，然后轻压人工牙使义齿就位，之后轻咬几下确认有无不适。
- ☑ 从可以用手指（指甲）抠住的部位，如基托边缘、卡环等开始摘下。
- ☑ 若固位力较小，初戴时先不要调整，告诉患者等摘戴熟练以后再行调整。

> **补充说明** 很多患者分不清义齿的前后、左右、内面外面，此时可以利用卡环形状、人工牙、基托等的特征进行指导。

■ 交给患者"义齿指南"（附录）

　　从义齿治疗开始到初戴的过程中，一点点为患者说明义齿的功能、特征、戴入后的使用方法、清洁方法等。还可以给患者提供小册子让患者带回家阅读。小册子可以按各家医院自己的风格来准备，以下为笔者准备的一个示例。

---

[5]　Fit Checker（GC）。

（附录）义齿指南

给佩戴义齿的您

—知道这些，能够让您使用义齿的每一天都更加轻松舒适—

　　失去牙齿后，若想和从前一样每天轻松舒适地吃饭、说话，那么就要重视口腔维护管理。

　　义齿与您自己的牙齿不同，它就像一个很重要的工具，需要您有技巧地维护。只要您学会了这种技巧，即使年龄增长，剩余的牙齿、黏膜、骨骼也能维持在健康状态。义齿有时候甚至可以比固定桥和种植牙使用得更久。

　　即使义齿治疗结束，您依然可以向您的牙科医生咨询各种使用中出现的问题，让您佩戴义齿的生活更加方便又安心！

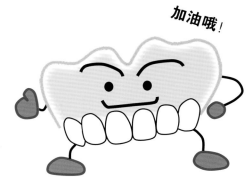

日本国立东京医科齿科大学

局部义齿修复科　监制

给使用义齿（活动假牙）的您

熟练使用义齿，让食物更加美味，您需要知道的一些事。

Q&A "义齿什么时候佩戴，什么时候摘掉？"

如果义齿一直不摘，会使口腔内的细菌附着在黏膜、牙齿上，引起牙周病、黏膜病、龋齿等问题。早晨戴上义齿，每餐之后取下清洁，同时刷牙。睡前摘下。

★睡眠时也是黏膜和牙齿休息的时间。白天也最好在洗澡等不需要佩戴的时候摘下。此时可以适当用手按摩牙龈和黏膜。

★根据情况不同，有些患者需要在睡觉时也佩戴义齿。戴着义齿睡觉，口腔内的细菌（牙菌斑）非常容易累积繁殖，所以起床后需要立刻刷牙、清洁口腔。

★摘掉后的义齿要放在干净的水（自来水）里浸泡（图5–39）。若家里有小孩或者宠物，还是放在不易被接触到的地方保管比较稳妥。

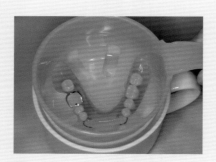

图5–39

Q&A "如何清洁义齿？"

使用义齿专用刷（**图5-40**）。至少每天一次用流动的自来水清洗。

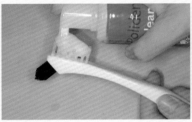

图5-40

★ 在洗手池里蓄一些水。万一不小心义齿掉落也不用担心会摔坏。
★ 使用含研磨剂的牙膏（洁牙粉）会损伤义齿表面，导致义齿出现异味、着色等。可以只用水清洁，如果有油迹可以使用清洗餐具用的中性清洁剂。最近，市面上也出现了义齿专用清洁剂[6]（**图5-41**）。

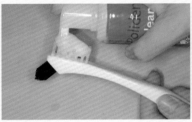
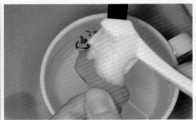

图5-41

★ 金属部分使用小头硬毛刷清洁效果会比较好。卡环周围比较细致的部分可以使用卡环专用刷来清洁[7]（**图5-42**）。

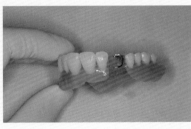
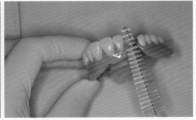

图5-42

★ 义齿的内面（贴近黏膜的面）用手触摸时如果有黏滑感，说明有细菌附着（菌斑）。就像刷盘子时一样边刷边触摸确认，养成习惯。

★ 使用义齿清洁剂前要先与医生确认能否使用。有些义齿可能不适宜使用某类清洁剂（**图5-43**）。

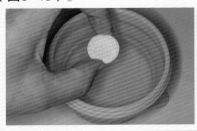
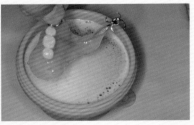

图5-43

※6 POLIDENT Fresh Clease（GC）。
※7 BUTLER卡环专用刷（SUNSTAR）。

Q&A "佩戴义齿时不能吃哪些食物？"

　　想要和全口牙齿健康时一样吃东西需要一定的时间。与有牙的时候不同，需要适应新的咀嚼方式。

★ 咀嚼方式、食物种类等存在差异，新义齿要像旧义齿一样顺利使用是需要时间的。

★ 先从不太硬、容易咬断的食物开始慢慢适应。先将食物尽量弄成小块再吃。

★ 前牙为义齿时，可以先将食物从前磨牙的位置放入口中咀嚼。习惯之后不管是前牙义齿还是后牙义齿都可以顺利咀嚼。最开始时，慢慢咀嚼适应的过程是十分重要的。

★ 容易口腔干燥的人、每天服药的人、患有精神性疾病的人，食物在口内不易流动，这是因为舌和颊黏膜运动不协调，虽然很多时候并不一定是义齿的原因，但如果不习惯新义齿，吃东西有时就会比较困难。

Q&A "佩戴义齿会影响说话吗？"

　　戴入义齿有时可能会影响说话。根据义齿形状不同可能会有些许差异，但基本都能够在10天以内适应。

★ 刚开始使用义齿时，进行打电话等不能通过表情传达信息的对话可能会有一定难度。

★ 通过调整虽然可以改善，但改善程度存在一定限度。请咨询您的牙科医生。

"戴入义齿后出现疼痛。"

出现疼痛时不要勉强，请向医生咨询。

★新义齿戴入后，需要反复调整。

★即使义齿调整后，在黏膜的伤口完全恢复之前疼痛往往会一直持续。所以一旦出现疼痛时千万不要过度忍耐。

★义齿是根据每个人口腔内的情况，经过细致设计制作出来的。所以不要自行调磨，改变卡环形状等，遇到问题及时向医生咨询。

"可以使用义齿稳固剂吗？"

义齿是在无须稳固剂的前提下制作的。没有经医生允许请不要使用。

★不当使用稳固剂可能会引起疼痛。

★根据不同的口腔状态，有些情况或时期可能会使用稳固剂。请随时咨询您的牙科医生并遵医嘱使用。

"义齿使用顺利，就可以不去医院了吗？"

即使义齿使用顺利也需要到医院定期检查。

★根据调查，大多数人新制作的义齿5年以内会遇到各种问题。认为没有问题，1年以上不就医其实是相当危险的。

★义齿使用时间久了会出现霉菌滋生、人工牙磨损等问题。这些问题可以通过修理解决。

★即便义齿没有问题，牙齿的状态、颌骨的形状也会随时间改变。义齿有时需要根据这些变化进行修理或重新制作。

Column— 预测初戴后的变化

可摘局部义齿的基托会在初戴1~3日经受咬合力等功能性负荷后出现少许下沉。因此，初戴后很快就要对基托内面进行必要的调整。具体表现为黏膜变形量较小部位（存在骨隆突等的部位）基托的压迫变强。

戴入义齿时，不仅初期要进行密合度测试，仔细调殆后还要再次检测，这样才能使佩戴后的下沉尽量减少到最小。通过密合度测试判断出的压迫较强的部位，如果出现在牙槽嵴顶、颊棚等咬合力支持部位以外的部位时，即使无疼痛也要进行调整。

图5-44A所示为义齿刚刚戴入时的密合度测试结果。明显可见颊棚为主要的支持部位。图5-44B所示为义齿佩戴一周后的密合度测试结果。随着义齿的功能性下沉，颊棚部位的密合度增大，缺损部位牙槽嵴侧面、磨牙后垫也出现了较强的压迫。义齿摘戴、咀嚼时的少许下沉容易引起牙槽嵴侧面出现疼痛，需要适当调整。

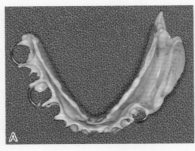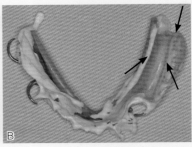

图5-44
A：义齿刚刚戴入时的密合状态。可见颊棚指示剂较薄。
B：戴入一周后的密合状态。除颊棚外，缺乏支持能力的牙槽嵴侧面和磨牙后垫也出现了较强的压迫。需要再次调整。

2—戴入后的即刻调整

以另外一个上颌义齿为例，展示了戴入前（**图5-45A**）和戴入当时的密合状态（**图5-45B**）。牙槽嵴黏膜和残根黏膜的变形量存在差异，所以依靠根帽支持的义齿需要特别注意。

戴入时根帽部位做了缓冲，所以指示剂较厚。戴入一周后缺损部位充分下沉接触变强（**图5-46**）。调磨、调整需要缓冲的部位后，使用自凝树脂再次令根帽处密合。这样一来，牙槽嵴和根帽就能同时充分发挥支持作用（**图5-47**）。

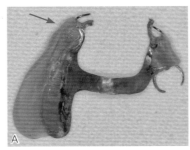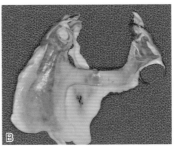

图5-45 义齿戴入时。3|为根帽（箭头），为覆盖残根的设计（A）。牙槽嵴顶为承托区，指示剂较薄，根帽部位的指示剂较厚（B）。

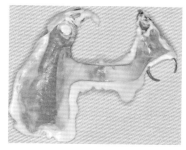

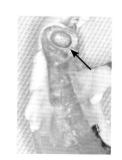

图5-46　戴入一周后，指示剂厚度与图5-39B相比变薄，可见牙槽嵴黏膜接触变强。

图5-47　在根帽处添加自凝树脂并在咬合压力下待其固化，使根帽重新密合（箭头）。

3—义齿调整完成标准

义齿调整完成的标准如下：

1. 没有疼痛，没有可以通过调整得到改善的不适

持续疼痛时，除了义齿的机械刺激，还要考虑口腔环境的影响。特别是佩戴义齿后出现的问题之一——义齿性口炎，它是由于义齿清洁不彻底，义齿上附着的菌斑中存在白色念珠菌，引发炎症产生的疼痛（**图5-48**）。另一方面，不适感也需要逐渐适应。调整基托外形、厚度可以得到一定程度的改善，但连接体、卡环这些原本不存在于口腔里的构造是需要逐渐去适应的，这一点也要跟患者说明。

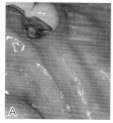
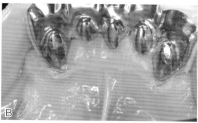
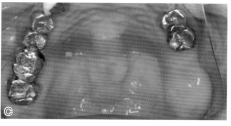

图5-48　义齿性口炎病因多样，可能是机械刺激，也可能是细菌刺激
A：牙槽嵴顶可见白色压痕。分布局限、炎症程度较轻，可判断是机械刺激原因导致。
B：沿舌杆通过部位可见轻度发红。义齿可见少量菌斑，考虑为机械刺激和细菌刺激的双重影响。
C：义齿连续佩戴了2周，附着在义齿基托上的菌斑引起基托下黏膜发红，可以推断是细菌刺激引发炎症。

■ 义齿性口炎的危险因子（**图5-49**）

·口腔清洁不良。

·口腔干燥。

·免疫力低下（全身健康状态不良或正在使用抗癌药物等）。

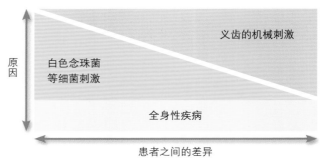

图5-49　义齿性口炎病因多样。病因的种类、比例因人而异，所以需要讨论各自相应的解决方案。

■ **解决方案**

·口腔卫生宣教（包括对护理人员的指导）。

·含漱剂（Nedosterin Green，Isodine Gargle）。

·人工唾液（Saliveht）。

·唾液分泌促进剂（Salagen）。

·抗炎药（类固醇）仅用于压迫性溃疡产生的疼痛。

　　义齿性口炎病因的比例因人而异。发病原因通常不是一个，所以要针对不同病例采取相应的解决方案。

2. 咀嚼舒适，口腔内组织没有异常改变

　　即使成功建立符合设计的咬合接触关系，也需要长期、慎重的预后观察。特别是新义齿建立了新的咬合关系时，在确认上述1和2之后，依然需要3~6个月一次的持续定期观察。

病例 6
应对变化

预期的加牙修理

患者首次佩戴义齿，通常因为在拔牙后被诊断为无法使用固定桥或种植体进行修复。而被拔掉的牙齿，很可能是经过了长期治疗、原以为可以保留更长时间的牙齿，因此很多患者此时会比较苦恼。

1 治疗过程小结 ···

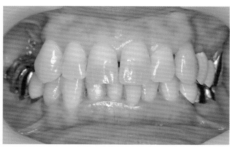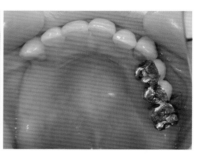

图6-1 初诊时口内情况。上颌右侧1年前拔牙，缺损处未做任何修复处理。

主诉：最近左上后牙刷牙时出血，有时咬东西疼，有些担心，所以前来就诊（57岁，女性，**图6-1**）。

既往史：10年前开始出现牙痛，不定期到家附近诊所就诊。

现病史：1年前拔除 654| 之后，医生建议制作义齿，但当时患者认为不影响饮食，而且对义齿存在抵触情绪，所以未做处理。

📝 **牙位记录**（**图6-2**）：

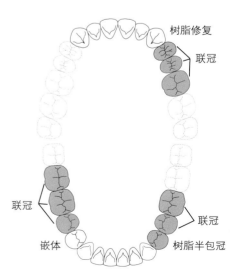

树脂修复

联冠

联冠

联冠

嵌体

树脂半包冠

图6-2
前牙区基本健康，后牙几乎均为无髓牙，其中大部分为联冠修复。

✏️ **着眼点**：

☑️ |456 联冠修复。

☑️ |456 牙龈退缩。

🖊️ **推测原因**：

☑️ 怀疑全颌余留牙慢性牙周炎。

☑️ 牙周组织的问题集中在冠修复的部位，考虑可能是调𬌗不良、口腔卫生宣教不足、牙冠边缘不密合等原因。

☑️ 根管治疗不良。

② 检查

🖊️ **X线检查**（图6-3）：

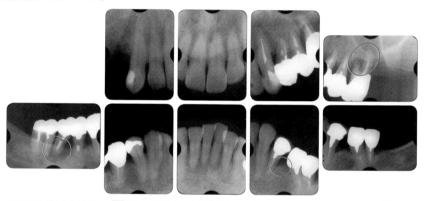

图6-3　初诊时的X线影像。|6 远中根和|6 根管充填不良，可见明显根尖阴影。|4 远中可见垂直性骨吸收。

✏️ **牙周检查**（图6-4）：

松动度			0	0	0	0	0	0.5	0	0	0	0
BOP												
牙周袋			4 1 2	2 1 2	2 1 2	2 1 2	2 1 2	2 1 5	5 2 4	3 1 2	2 8 3	
			5 4 2	2 1 2	2 1 2	2 1 2	2 1 2	2 4 4	2 4 4	2 4 3	9 5 6	
BOP												
牙位	8	7	6	5	4	3	2	1	1	2	3	4	5	6	7	8
牙位	8	7	6	5	4	3	2	1	1	2	3	4	5	6	7	8
BOP												
牙周袋		3 2 2	4 5 3	4 2 3	4 3 2	2 1 2	2 1 2	2 1 2	2 1 2	2 2 6	3 2 3	2 2 5
		2 2 2	4 8 4	4 1 2	4 1 2	2 1 2	2 1 2	2 1 4	4 1 3	2 1 6	4 3 2	2 2 5
松动度		0	0	0	0	0	0	0	0	0	0	0

图6-4　|6 和 |6 牙周袋较深。3|3、|46 也存在5～6mm深牙周袋。

✏️ **颌面部检查（Wills法）**：

　　垂直距离未见明显减少，𬌗平面轻微不调。叩齿点稳定，正中颌位未见明显错位。

✏️ **颞下颌关节、咀嚼肌群**：

　　无自觉、他觉异常。

◢ 功能障碍：

无自觉、他觉异常。

③ 诊断

诊断：后牙慢性牙周炎导致咀嚼功能障碍

取得患者知情同意时的说明方法

"左上3颗后牙安装的牙冠是联结在一起的，其中最后一颗牙牙周病很严重，很可能需要拔牙。先做一下牙周病的检查和治疗，然后再决定是留下还是拔掉。另外，右上后方缺牙的部分如果不予处理，前牙和现在正在疼的左上后牙负担会过重，也有可能会坏掉，将来还会对下颌骨造成负担。虽然您目前没有感到太多不便，但是还是要慢慢开始使用义齿。"

治疗计划 ▶

① 牙周基础治疗。
② 拔除保存困难的牙。
③ 制作最终义齿。
④ 维护和义齿修理。

A 病例 实际治疗过程

1 牙周基础治疗

与洁牙士协作进行了深入的口腔卫生宣教。确认菌斑控制有所改善后进行了龈下刮治和根面平整术治疗。

2 牙周基础治疗后的牙周检查（图6-5）

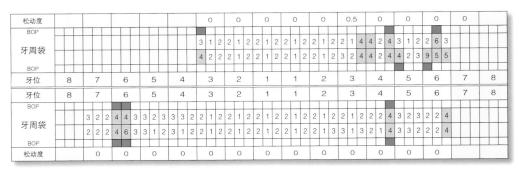

图6-5 整体BOP有改善倾向，但 6| 和 |6 的牙周袋、BOP未见改善，所以建议患者拔除 6| 牙根和 |6 ，但患者均未同意。所以为患者设计了将来即使拔牙也容易进行加牙修理的义齿。

3 最终义齿的设计要点（图6-6）·····

设计▶

· $\underline{3|}$：舌隆突支托、远中邻面板、锻丝卡环
· $\underline{|3}$：舌隆突支托、远中邻面板
· $\underline{|4}$：间隙卡环、远中邻面板
· $\underline{|5}$：间隙卡环、近中邻面板
· $\underline{|6}$：三臂卡环、远中邻面板

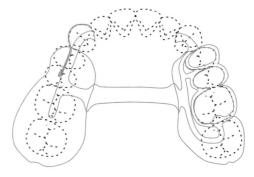

图6-6　即使拔除$\underline{|6}$，在$\underline{|45}$设计的固位体和基托依然可以充分发挥功能。

在牙周基础治疗完成后戴入义齿（图6-7）。

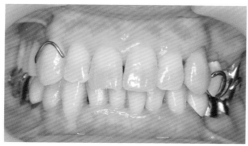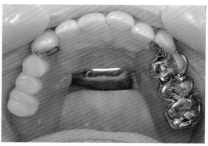

图6-7　牙周基础治疗后戴入义齿的口内情况。义齿戴入后整体情况良好，患者也很快适应了义齿的使用和保养。

4 维护 ·····

义齿戴入后，每3个月回诊一次，9个月后如当初预测的一样$\underline{|6}$因急性牙周炎发作再次建议拔除。告知患者现有的义齿可以经过修理继续使用，而且功能与现在并没有太大差别，患者最终同意拔牙。

初诊时判断预后不良的牙没有立刻拔除，而是观察了将近1年的时间，这一点可以从很多方面理解。初诊时为患者进行"充分的"解释说明，让患者同意严格依据诊断做出的"正确的"治疗方案，这是最简单的方法。但是，初诊时就强行让患者接受所谓正确的诊断和治疗方针，特别是对于刚刚从长期就诊的医院转院过来的患者，更加容易产生矛盾和纠纷。"耐心接受患者的意见"看似简单，实际非常需要灵活的应变能力。

5 加牙修理治疗当天的流程 ·····

① 浸润麻醉（等待麻醉起效的过程中实施②、③）。

② 制取修理用印模。

③ 切断联冠联结处。

④ 拔牙。

⑤ 止血（等待止血的过程中实施⑥、⑦）。

⑥ 去除加牙处的金属支架。

⑦ 加牙（等待加牙处自凝树脂固化的过程中实施⑧、⑨）。

⑧ 确认止血。

⑨ 修整断面形态、抛光。

⑩ 加基托（等待加基托处重衬材料固化的过程中实施⑪）。

⑪ 整理、写病历、说明拔牙后注意事项等。

⑫ 调殆、缓冲黏膜面、抛光。

6 义齿修理具体方法

②制取修理用印模

用藻酸盐印模材制取预定拔牙范围的印模。固化后连同义齿一起取出放入水中保管直到拔牙结束（**图6-8**）。

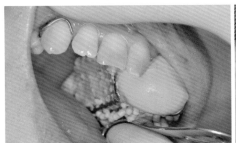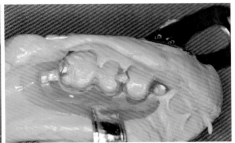

图6-8 注意不要过度加压使义齿移位。

⑥去除加牙处的金属支架

拔牙后等待止血的过程中去除加牙处金属支架。

从印模材里小心取出义齿后用钨钢车针切断。预定加牙部位的基托磨去一层露出新生面然后涂抹树脂粘接预处理剂[※1]（**图6-9**）。

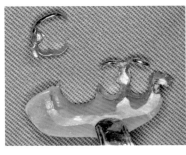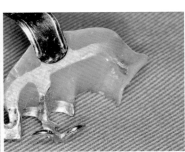

图6-9
切断金属支架时会发热，需要涡轮手机在喷水冷却下进行。

> **补充说明** 考虑到义齿强度，有时需要将金属支架作为加强线使用。此时反而要特意保留金属支架进行加牙修理。

※1 树脂粘接预处理剂，DENTURE PRIMER（GC）等。在基托、人工牙底面添加自凝树脂时，提高粘接力的预处理剂。主成分为溶剂（溶解粘接面、促进聚合体浸润）和单体。

⑦加牙

　　将义齿放回藻酸盐印模材，在加牙处填入自凝树脂。树脂固化后取出，卡环部分的形态也会被树脂材料还原出来，所以需要修整外形（**图6-10**）。

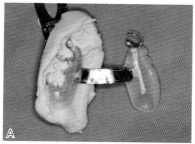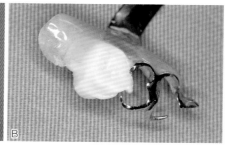

图6-10　包含义齿印模（A），拔牙处填入牙冠色自凝树脂（B）。

⑨修整断面形态、抛光

　　⑤ 连接部分的形态修整和抛光。此时在远中邻接面预备导平面（**图6-11**）。

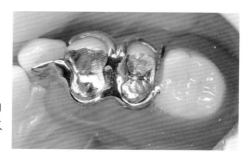

图6-11
导平面（虚线）尽量上下向扩展，尽可能缩小义齿佩戴时的死腔。

> **补充说明**　如果涡轮手机朝向拔牙窝进行形态修整，有可能引发皮下气肿。因此，要在拔牙前就预备好邻面形态，或等待拔牙窝上皮形成之后再修整。

⑩加基托

　　将基托表面磨除一层，露出新生面，并涂抹树脂粘接预处理剂。重衬材料[※2]严格按照粉液比例混合后适量添加在需要的部位。浸入热水中稍做固化，在口外塑形成适当的形态后放入口内做肌功能整塑（**图6-12**）。

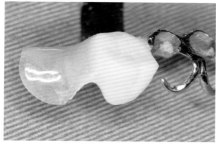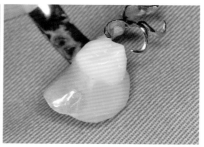

图6-12　使用重衬材通过肌功能整塑决定加牙处基托边缘形态。

※2　最好使用医生惯用的重衬材料。本例中加基托使用了MILD REBARON（GC）。

⑫调𬌗、黏膜面缓冲、抛光

调𬌗后缓冲拔牙窝，然后修整形态并抛光。此时需要注意，若缓冲不足，麻醉消失后会出现疼痛而无法咀嚼（**图6-13**）。

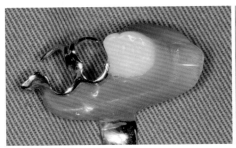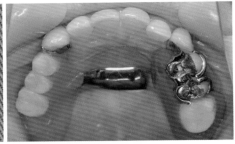

图6-13　加牙、加基托后的义齿及口内情况。由于设计本身考虑到了加牙的情况，所以修理后没有出现不稳定或余留牙负担过重等问题。考虑到加牙处的强度还预先设置了加强线，更加降低了义齿破损的风险。

小结

　　患者最初对于骨吸收严重需要拔牙是极为抵触的。对于这类病例，只要针对将来拔牙后的状况预先做出判断和设计，就可以仅通过修理达到恢复功能的目的。本病例充分体现了可摘局部义齿的"顺应性"这一优势。虽然最终 6 在佩戴义齿9个月时拔除了，但从患者的角度看，我们为保住这颗牙做出了很多努力，从而也更容易与患者建立互信关系。

B
解析

理解义齿修理的背景

可摘局部义齿戴入后的调整和修理是必不可少的。即使义齿在使用过程中没有出现疼痛或损坏，患者也要十分注意义齿的卫生和保养，依然需要定期由医生进行确认和维护。此外，戴入后出现如基托破损、卡环不贴合、咬合接触改变、基托与牙槽嵴不密合等问题时，多数情况下是采用各种形式的修理而不是重新制作。这一点与固定修复和种植修复出现问题时的解决方式有着本质上的区别。

可摘局部义齿需要修理的原因，有时也包括由于义齿原本的设计不当或材料的选择不当而引起的问题。但是，除此以外的大多数情况还是制作、戴入时没有问题，使用了一段时间后出现问题。因此，在解决问题（修理）之前，最好事先整理总结一下义齿需要修理的原因。

图6-14总结了可摘局部义齿戴入后出现问题的3大类原因。对于口内变化引发的问题，包括基牙拔除等，通常通过加牙和追加卡环的方式处理。另外，牙槽嵴吸收导致基托不密合时，可以进行直接或间接重衬。第2类原因是材料的经年老化。基托破损可直接使用自凝树脂修理，支托卡环断裂可以换新。不论哪种情况，都与第3类原因，即患者的非功能性咬合力过大有关。另外，终止线处树脂与金属支架剥离是可摘局部义齿最常出现的问题之一，除使用自凝树脂修理以外，还可以用间接法重衬树脂基托（更换基托）。

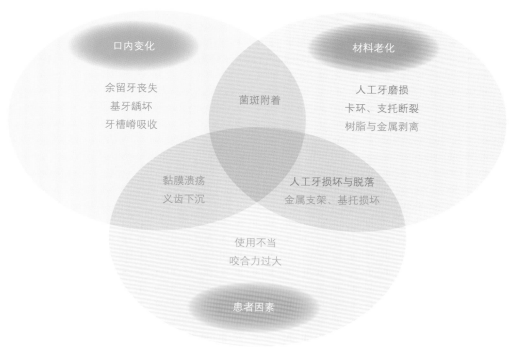

图6-14 义齿需要修理的原因

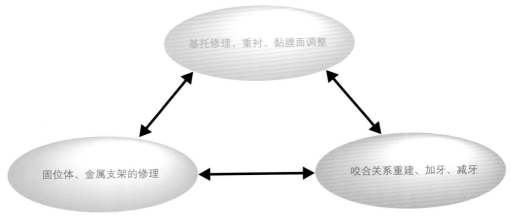

图6-15　问题的处理方法

　　图中为方便理解将出现的问题各自归为某一类原因之中，但实际上一个问题往往不止源于一种原因，而是由数个原因同时作用引发的。重合部分所显示的是明显有两种不同原因同时作用而引发的问题。

　　一般情况下，多个原因引发的问题在处理方法（**图6-15**）上也较为复杂。例如，由于咬合力过大而引起的支托断裂，随之出现基托下的黏膜溃疡，但此时若继续使用又会导致牙槽嵴吸收和𬌗面磨损而进一步导致垂直距离减少。对于这类病例，单纯修理支托是不够的，还要同时进行重衬并重建咬合关系。另外，树脂基托内面粗糙易附着菌斑，会导致义齿性口炎，因此，若修理时不在黏膜卫生方面多加注意，义齿修理本身也会引发疼痛和黏膜疾病。

　　此外，还要知道一些无论如何都难以避免的义齿修理的原因。可摘局部义齿的患者需要每日摘戴，所以经常会出现一些义齿的意外损坏。义齿是由多种材料制作的十分复杂的装置，各种材料联结处的老化是无法避免的。而且，如本书前言所述，可摘局部义齿是口内环境急速恶化的年龄层的患者所使用的，所以后续不断出现新的牙齿丧失和牙槽骨吸收也是无法避免的。

　　本章会根据作者提出的"义齿修理分类"来说明修理义齿的具体步骤以及相关的思考方法。

B　义齿修理分类

解析

　　修理可摘局部义齿有很多常规方法，下方**图6-16**根据哪部分需要修理、为何需要修理对各种情况进行了分类。了解以下这些常规方法，可以帮助您在实际临床中针对不同病例制订合适的义齿修理方案。

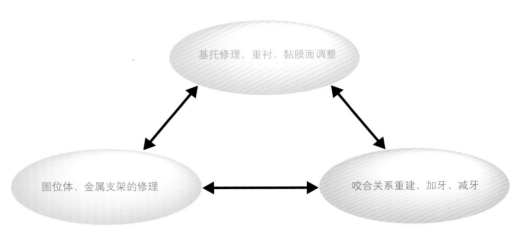

A.　人工牙（P132）		
A-1：人工牙的脱落和损坏	→	直接修理法、间接修理法
A-2：人工牙的磨损	→	直接修理法、间接修理法

B.　基托（P136）			
B-1：树脂基托断裂		→	直接修理法、间接修理法
B-2：牙槽嵴与黏膜的变化	B-2a：黏膜面不密合	→	直接重衬、间接重衬、更换基托
	B-2b：黏膜损伤	→	黏膜面调整（tissue conditioning）
B-3：更改设计		→	加基托

C.　固位体（P150）			
C-1：固位体的损坏与不密合		→	更换固位体
C-2：基牙的变化	C-2a：基牙的丧失	→	加牙和追加固位体
	C-2b：基牙的形态变更	→	追加固位体
C-3：更改设计		→	追加固位体、减牙

D.　金属支架（P159）		
D-1：金属支架折断	→	修理（直接法：粘接性树脂，间接法：焊接）
D-2：与树脂分离	→	修理（直接法）

图6-16　义齿修理分类

B 解析 **A. 人工牙**

1 **A-1：人工牙的脱落和损坏** ....

1-直接修理法（人工牙的再粘接）

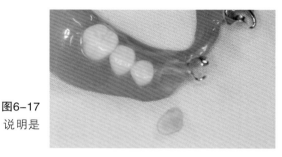

图6-17
脱落的人工牙底面没有有残留基托树脂，说明是
从粘接面脱落的。

人工牙脱落的原因一般是人工牙从基托树脂剥离。近些年生产的硬质树脂牙底面采用了易与树脂粘接的PMMA层构造，只要技师操作得当，人工牙很少脱落（图6-17）。脱落的原因很可能是技师操作不当，如除蜡过程中有残留，人工牙底面受到污染等。与塑料无粘接性能的瓷牙尽管使用了固位钉，依然十分容易脱落。

■ **处理方法：**（图6-18）

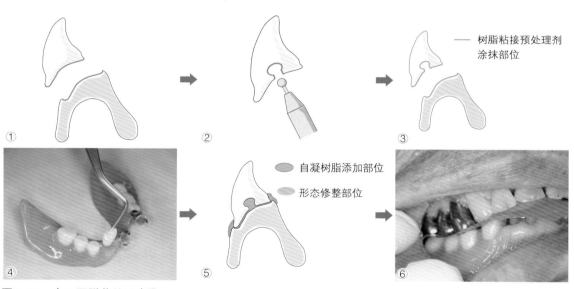

① ②

树脂粘接预处理剂
涂抹部位 ③

④

自凝树脂添加部位
形态修整部位 ⑤

⑥

图6-18 人工牙脱落处理步骤
① 人工牙、基托表面磨去一层，露出新生面。
② 用球钻在人工牙上打固位孔。
③ 在粘接面涂抹树脂粘接预处理剂。
④ 在粘接面上放入自凝树脂并安插人工牙。
⑤ 固化后磨除多余树脂、抛光。
⑥ 确认咬合关系。

硬质树脂的底面通常设有能与义齿基托产生化学结合力的PMMA层，很多还同时设有物理结合用的固位孔凹陷（**图6-19**）。另一方面，排列人工牙时，若需要磨除很多底面材料，有时会将固位孔也一同磨除（**图6-20**）。粘接脱落的人工牙时，最好用球钻在人工牙底面磨一个倒凹。

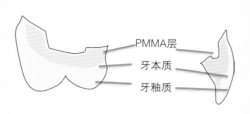

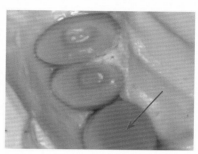

图6-19 硬质树脂牙一般由牙釉质、牙本质和PMMA层（底面）三层构造组成。

图6-20 由于义齿空间较小，排列时磨除了底面，同时固位孔也被磨平（➡）。

2—间接修理法（更换人工牙）

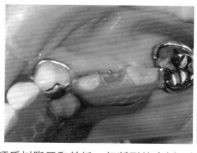

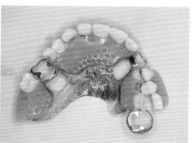

图6-21 硬质树脂牙和基托一起断裂的病例。怀疑原因可能为颌间距离不足。

颌间距离过小导致人工牙和基托过薄，或者患者咬合力过大有紧咬牙习惯时容易出现人工牙折断（**图6-21**）。根本的解决方法是改用金属牙、金属支架，或修改垂直距离及殆平面等，这里只针对不改变义齿构造修理人工牙和基托的方法进行说明。

■ **处理方法：更换人工牙（间接修理法）（图6-22）**

① 取口内义齿印模及咬合关系。

② 在技师室上殆架。

③ 去除断裂的人工牙及其周围的基托树脂。

④ 排列新人工牙、牙龈塑形。

⑤ 基托树脂固化、抛光。

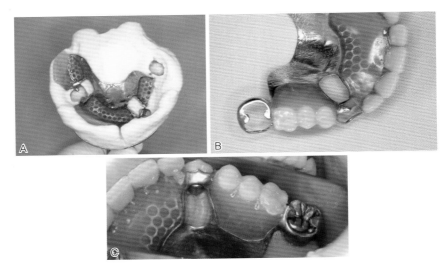

图6-22

A：去除折断部分，将义齿戴入口内并制取印模。

B：在技工室除去基托，排列新的人工牙并塑形牙龈，然后进行基托树脂固化。

C：将修理完成的义齿戴入口内，调𬌗并调整黏膜面。

补充说明 多牙缺失的病例采用间接修理法修理义齿时，需要准备临时义齿供患者在修理期间使用。只有判断现有义齿有修理再利用的价值（如现有义齿为金属基托义齿等）时，才会选择修理现有义齿同时制作临时义齿，而不是重新制作新义齿。

---

2 A-2：人工牙的磨损

　　咀嚼磨损等造成的人工牙磨损，轻度会造成咀嚼效率降低，重度则会导致垂直距离减少，引起容貌改变和颞下颌关节症状。近些年市面上的硬质树脂牙与从前常用的一般树脂牙相比耐磨性显著提高，几乎不会在短时间内出现因磨损而需要修理问题。但是，即使是硬质树脂牙经过长期使用依然会出现磨损，此时通常患者会表示咀嚼越来越费力。而出现这类情况反而说明患者义齿使用顺利，甚至可以认为是治疗效果良好表现。

　　对于人工牙磨损的问题，在椅旁使用直接法修理就可以轻松解决。此时通常使用自凝树脂或光固化树脂添加在磨损的人工牙咬合面上，硬化前将义齿戴入口内并嘱患者咬合来使咬合面成型，硬化后打磨抛光。直接法虽然简便，但自凝树脂很容易再次磨损，光固化树脂与人工牙的粘接面也会伴随材料老化而出现剥离。而使用间接法修理时，由于人工牙和基托树脂全部换新，修理后的质量和强度都更佳。以下介绍间接法的主要操作步骤。

1—间接修理法（更换人工牙）

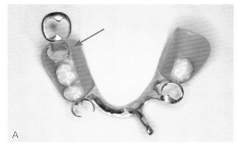
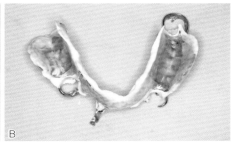

图6-23 整体磨损严重，7|（箭头）的人工牙折断（A）。密合性良好，未见黏膜面异常（B）。

硬质树脂牙由于咀嚼磨损严重，部分人工牙脱落。金属支架密合性良好，金属部分未见损坏（**图6-23**）。利用指示剂[3]进行密合度测试，确定义齿基托内面密合性良好。

■ **处理方法：更换人工牙和基托（间接法）**

① 取戴入义齿后的咬合关系。根据此记录将模型和义齿安装在𬌗架上，重建咬合关系（**图6-24**）。

② 在树脂基托上涂抹硅橡胶印模材粘接剂，注入硅橡胶印模材后戴入义齿并嘱患者咬合，然后再用成品托盘和藻酸盐印模材制取连同义齿的印模（**图6-25**）。

③ 更换人工牙和基托后的义齿（**图6-26**）。

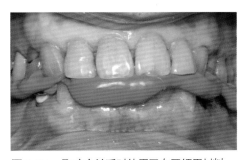

图6-24 取咬合关系时使用了有牙颌用材料。

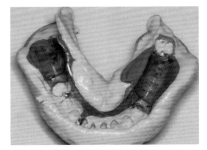

图6-25 在基托部分注入硅橡胶印模材后，用藻酸盐印模材制取印模。

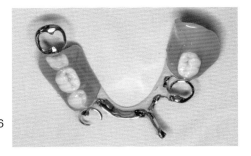

图6-26
更换了人工牙和基托的义齿。

---

[3] Fit Checker（GC）。

④ 本病例虽然不是以改善基托密合性为目的的修理，但更换基托后也获得了改善基托密合性的效果（**图6-27**）。

⑤ 因为金属支架已经使用了数年，所以修理后的义齿也不易出现不适及使用方法的问题。间接修理的优点要多余重新制作（**图6-28**）。

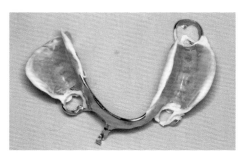 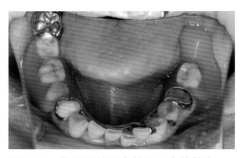

图6-27　制取修理用印模时采用了咬合压力下的功能性印模，所以密合度也得到了改善。

图6-28　修理后的义齿戴入口内的状态。

Column—为什么很多长期使用的义齿会呈现反横拾曲线的状态？

义齿长期使用会造成人工牙的磨损。如果义齿在侧方运动时翘起，那么咀嚼时就会倾向于做叩齿运动以保持义齿的相对稳定。于是，上颌腭侧牙尖最快出现严重磨损，从而呈现出反横拾曲线的状态。这种情况会导致双侧平衡咬合难以发挥功能，使义齿更加不稳定。轻度的咬合关系不协调可以通过调拾解决，而难以解决时则需要使用间接法重建咬合关系或重新制作义齿（**图6-29**）。

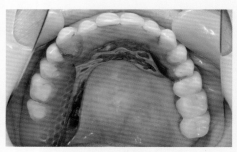

图6-29
长期未管理的套筒冠义齿。固位体固位力低下，侧方运动时出现翘起，人工牙腭侧牙尖重度磨损。

B 解析 ▷ **B. 基托**

1 **B-1：树脂基托断裂** ···

■ 树脂基托为什么会断裂

义齿基托的常用材料，塑料树脂和钴铬合金的屈服强度（发生弹性形变时的力）分别是65MPa和680MPa，相差近10倍。因此，咀嚼时反复产生牵拉、压缩应力的部位如果没有使用金属材料，就会从应力集中点开始断裂。

以交叉错位咬合的病例为例，游离端会以拾支托为支点大幅下沉。此时，义齿上缘承受牵拉力，下缘承受压缩力（**图6-30**）。如果应集中的部分强度不足，树脂甚至金属就会出现微小裂隙，然后逐渐发展为裂痕最终断裂。**图6-30**所示义齿舌侧没有对抗臂及邻面板，属于强度不足。

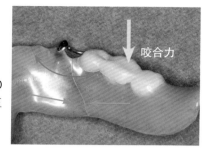

图6-30

游离端施加咬合力（➡）时，随着缺隙部位的黏膜受压变形，直接固位体周围发生牵拉力（➡）和压缩力（➡），导致断裂。

1─直接修理法（基托龟裂）

> **使用材料▶**
> 自凝树脂、树脂粘接预处理剂、金属粘接预处理剂[※4]

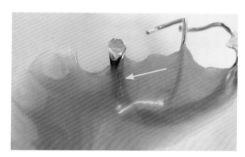

图6-31 沿𬌗支托基部加强线发生的龟裂（箭头）。

埋入树脂基托的支托和加强线周围应力较大，基托常沿小连接体发生龟裂，而患者自身通常意识不到（**图6-31**）。若回访时发现龟裂应当立刻用直接法修理以避免更大的基托断裂。

■ **处理方法：磨除龟裂周围的树脂进行修补**

① 磨除所有存在龟裂的树脂部分。磨除树脂的表面积越大，修理树脂的粘接面积就越大。稍做清洁后，在金属和树脂表面涂抹相应的预处理剂（**图6-32**）。

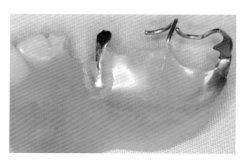

图6-32

磨除所有可见龟裂的部分，并涂抹预处理剂后的状态。

※4 METALPRIMER Z（GC）。可以使树脂与金属牢固粘接的预处理剂，贵金属、非贵金属均可使用。

② 涂抹预处理剂后，用笔刷法填入自凝树脂。考虑到树脂的聚合收缩，要适当多填一些。可以静置待其硬化，也可以使用加压聚合器[5]去除气泡提高机械强度。聚合完成后修整表面形态、抛光（**图6-33**）。

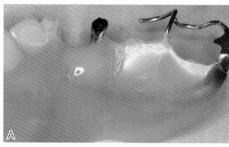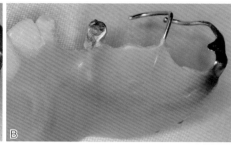

图6-33 在涂抹预处理剂的磨除面上填入足量的树脂（A），注意不要混入空气。固化后进行形态修整和抛光（B）。

2—直接修理法（基托断裂）

使用材料▶
自凝树脂、快速粘接剂、树脂粘接预处理剂、金属粘接预处理剂、加强线

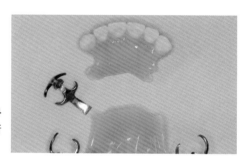

图6-34
没有设计加强线，对颌牙撞击导致卡环与基托衔接较弱的部位出现断裂。

图6-34所示病例为前牙区咬合负担大的缺损形式，此类病例如果使用树脂基托，最好在前牙区牙槽嵴顶设计埋入坚固的加强线。原本应该重新制作，但患者希望先做应急处理，所以采用了直接法进行修理。修理时需要埋入加强线提高强度，防止义齿再次损坏。

■ **处理方法：复位断裂片并追加加强线**
① 按照加强线形态磨除义齿基托相应部位。此时埋入加强线[6]的部位要保留一层基托黏膜面树脂（**图6-35**）。

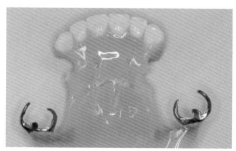

图6-35
加强线追加部位保留一层黏膜面树脂，可以在保留黏膜面贴合性的前提下进行修理。

※5 PRESSUE POT（东邦齿科产业社制）等。

※6 三金加强芯（DENSPLY三金），含有镍铬合金的不锈钢，呈绞线形状与基托机械性结合。

② 断裂部分牢固接合的状态下嘱助手涂抹快速粘接剂[7]。在与断裂线垂直的方向上设置加强线。设计义齿时加强线也要按相同方式设置（**图6-36**）。

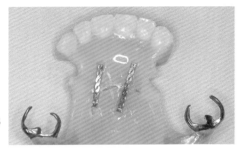

图6-36
粘接剂固定、放入加强线的状态。

> **补充说明** 自凝树脂单体滴下的瞬间能使快速粘接剂立刻硬化，可以防止等待硬化的过程中出现错位。但是反应热很强，隔着手套都可能烫伤，需要注意不要用手触碰。折断面面积较小时，磨除埋入加强线位置的树脂之前先用快速粘接剂复位可以防止错位。

③ 义齿基托涂抹树脂粘接预处理剂，加强线涂抹金属预处理剂。

④ 磨除部位填入自凝树脂、埋入加强线后放入口内等待固化。

⑤ 为卡环的埋入磨出适当空间，确认卡环于牙面贴合的状态下基托能否按原位置就位。

⑥ 在卡环连接体部涂抹一层金属粘接性树脂[8]。

⑦ 在口腔内用自凝树脂固定义齿和卡环。注意不要使自凝树脂流入余留牙的倒凹里。

⑧ 待树脂固化后，修整形态、抛光（**图6-37**）。

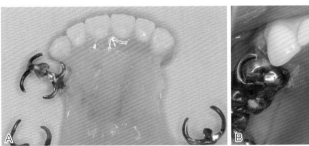
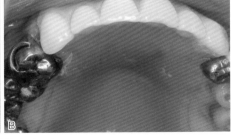

图6-37 修理后的义齿（A）和义齿戴入口内的状态（B）。

※7 ARONALPHA。

※8 SUPER-BOND（SUNMEDICAL）单体中含有金属特异性的强粘接性成分4-META，可使金属获得与树脂的高强度粘接效果。

2 B-2：牙槽嵴与黏膜的变化 ·······················

■ 检查基托下黏膜和牙槽嵴

以间隙卡环为代表的间接固位体是防止游离端义齿基托翘起的重要部件，而当基托下沉时间隙卡环会因翘起而失去作用。利用这一特点可以确认游离端缺损义齿基托与牙槽嵴是否密合，黏膜支持是否充分（图6-38）。

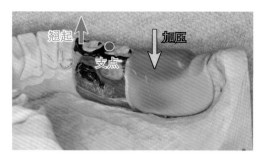

图6-38　游离端义齿基托下沉时，直接固位体𬌗支托成为支点，间接固位体（间隙卡环等）翘起。

> 补充说明 即使义齿和牙槽嵴充分密合，若缺隙黏膜受压变形大，牙槽嵴缺乏支持能力，就无法防止间接固位体翘起。此时，需要考虑增加固位体等重新设计制作义齿。

■ 判断何时需要椅旁重衬的方法

① 将各个固位体戴入基牙合适的位置上。

② 将拇指放在间接固位体（工作侧的对侧固位体）的支托（图6-39红色箭头）上，另一个拇指向游离端的人工牙（黄色箭头）施压。

③ 以直接固位体的𬌗支托作为支点，用手感觉间接固位体的支托（红色箭头）是否晃动。

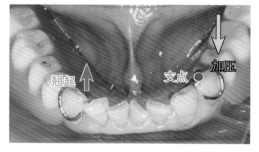

图6-39
间接固位体的支托翘起表示游离端义齿基托没有起到正确的支持作用，需要重衬。

> 补充说明 指示剂能够确认的密合性，仅仅是向基托施加"某种特定负荷"时的密合状态。向基托施加的功能性力的范围在零（无压力状态）到最大咬合力之间。向游离端义齿施加的力在零到最大咬合力之间变化时，义齿上下运动幅度越小，基牙的负担就越小。

3 B-2a：黏膜面不密合 ....

1—直接重衬（树脂基托）

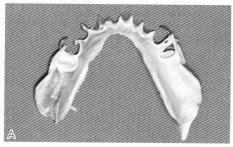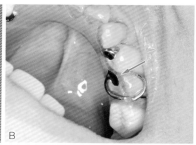

图6-40 可见左侧基托不密合（A）。因此用手向左侧基托加压时由于过度下沉致使右侧𬌗支托（箭头）离开牙面（B）。

患者表示进餐时义齿有晃动感，用手按压下颌左侧义齿基托，可见基托过度下沉，右侧𬌗支托离开牙面（**图6-40**）。为改善密合度在椅旁实施了直接法重衬。

■ **处理方法**

① 义齿基托内面磨除一层，露出新生面，涂抹一层材料附带的预处理剂。

② 按厂家规定的粉液比例调和重衬材料（**图6-41**）。

③ 将重衬材料填入义齿基托，放入口内并加压（**图6-42**）。

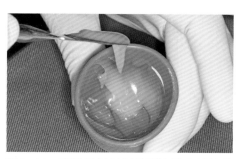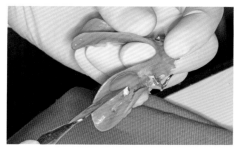

图6-41 确认重衬材料是否达到合适的黏稠度。

图6-42 填入重衬材料，注意不要混入气泡。

④ 用手充分按压𬌗支托使义齿就位。此时，与肌功能整塑一样嘱患者做各种运动防止基托边缘过长（**图6-43**）。

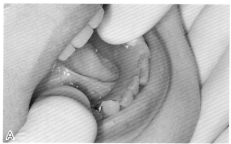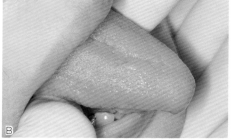

图6-43 嘱患者不要咬合，然后用手充分按压固位体（A）。嘱患者做肌功能整塑运动时，注意防止义齿移位（B）。

> **补充说明** 若重衬材料进入余留牙倒凹内并固化，义齿将无法取下，因此固化进行到一定程度时，要反复摘戴等待初期固化。

⑤ 固化后，进行形态修整和抛光，确认黏膜面密合性并调𬌗（图6-44）。重衬后通过黏膜面的密合度测试，可以确认左侧基托密合度有所改善。

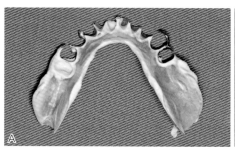
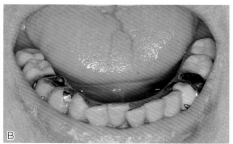

图6-44　通过调𬌗后的密合度测试，可见左右密合性良好（A）。同时也要确认固位体是否密合（B）。

2—直接重衬（金属基托）

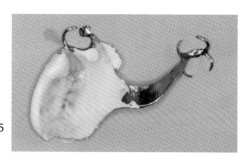

图6-45
可见磨牙区牙槽嵴腭侧指示剂较厚。

上颌磨牙区牙槽嵴，特别是腭侧可见较厚的一层FIT CHECKER指示剂（图6-45）。咬合力较大的患者可能在义齿戴入后短期内出现此部位的吸收。即使因牙槽嵴吸收导致的金属基托不密合也可以进行直接重衬。用碳钢车针磨除一层金属或树脂露出新生面，然后分别涂抹相应的预处理剂后填入重衬材料。

■ **处理方法**

① 用碳钢车针磨出新生面，擦净、干燥后涂抹一层树脂材料预处理剂（图6-46）。

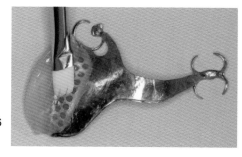

图6-46
大范围涂抹预处理剂时用笔刷比较方便。

② 接着在金属部分涂抹一层金属粘接预处理剂或金属粘接性树脂[9]，然后在人工牙及其周围树脂的磨光面涂抹一层凡士林。凡士林可以防止重衬材料附着到磨光面，所以最好在口内的基牙周围也涂抹一层（图6-47）。

③ 将自凝树脂重衬材料填入义齿内面（图6-48），放入口内并加压。此时，嘱患者不要咬合，医生用手固定义齿使固位体贴合基牙。

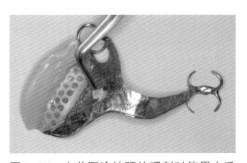

图6-47 小范围涂抹预处理剂时使用小毛刷或牙科用海绵比较方便。

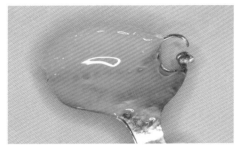

图6-48 填入量不能过少，但过多也会引起错位。

④ 要在完全固化前从口内取出，修整多余的重衬材料。固化时间参考重衬材料各自的使用说明书（图6-49）。

⑤ 固化后进行修整和抛光（图6-50）然后，放入口内检查咬合接触。如本病例这样直接重衬的病例大多需要调殆。

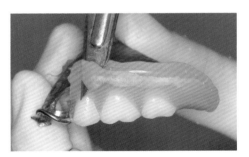

图6-49 重衬材料固化前用技师剪刀做大致修整。

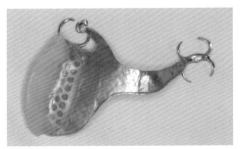

图6-50 金属大连接体内面直接与黏膜接触没有终止线，重衬材料易剥离，所以必须涂抹金属粘接性树脂。

补充说明 舍格伦综合征等口内极度干燥的患者，重衬材料可能会附着在黏膜上难以取下，所以义齿填入重衬材料放入口内之前要让患者漱口使口腔湿润。

※9 SUPER-BOND（SUNMEDICAL），参考P139。

3—更换基托与更换人工牙

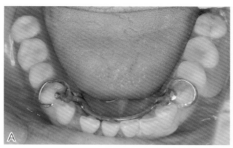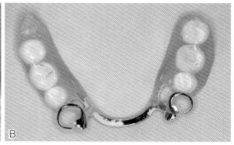

图6-51 戴入修理前的义齿时的口内状况（A）和义齿外观（B）。可见基托形态不良、人工牙过度磨损、金属支架上有牙石附着。

    本病例未见金属支架不贴合，但义齿基托面积过小、人工牙磨损且咬合接触不均（**图6-51**）。因此，继续使用现有的金属支架，只更换了人工牙和基托。

> **补充说明** 间接修复法修理义齿需要暂时保管义齿，所以患者会有一段时间无义齿可用。因此，需要事先与技师明确修理完成时间并向患者说明。

■ 处理方法

① 义齿戴入口内的状态下用蜡或硅橡胶取咬合关系。

② 在基托内面涂抹硅橡胶印模材粘接剂。

③ 在黏膜面填入硅橡胶印模材[10]，放入口内并加压。此时用手按压𬌗支托使其紧密贴合。

> **补充说明** 硅橡胶印模材固化前需要进行一系列的肌功能整塑，过程中要注意不能使金属支架移位。

④ 硅橡胶印模材固化后用成品托盘取藻酸盐印模（**图6-52**）。

⑤ 将包含义齿的印模制作成工作模型，并将模型固定在𬌗架上（**图6-53**）。

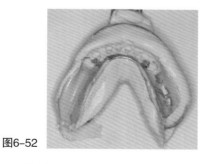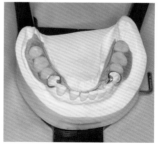

图6-52   **图6-53**

⑥ 将义齿从模型上取下并去除金属支架以外的部分。金属支架抛光并放回模型上，再照常进行人工牙排列、牙龈塑形、包埋、充填（**图6-54**和**图6-55**）。

※10   EXAFINE regular type（GC）。

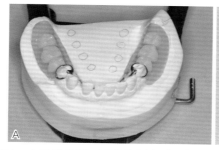
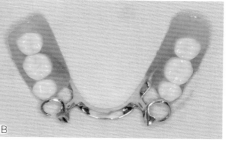

图6-54　人工牙排列、牙龈塑形完成后的状态（A）和修理完成后的义齿（B）。

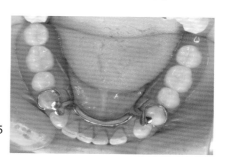

图6-55
仅更换了人工牙和基托。

4 　B-2b：黏膜损伤

■ 黏膜面调整（tissue conditioning）（图6-56）

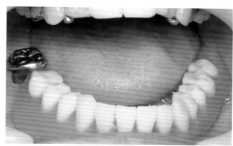
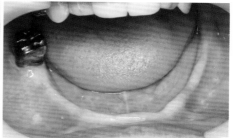

图6-56　7|残存，上颌绝大多数余留牙残存。下颌牙槽嵴窄，患者自述义齿咬合时疼痛。

　　上下颌余留牙数较悬殊时，义齿往往很难稳定。对颌牙过大的咬合力会通过义齿传导到基托下黏膜，逐渐引起黏膜疼痛、异常骨吸收、松软牙槽嵴等问题。使用黏膜调整剂[11]可以使这类形态、性状异常的基托下黏膜恢复正常。

■ 处理方法

① 出现溃疡的黏膜或形成松软牙槽嵴的部位对应的义齿黏膜面磨除一层。

② 按比例混合黏膜调整剂，趁流动性较好时使其布满义齿黏膜面（图6-57）。

※11　松风TISSUE CONDITIONERII（松风）或SOFTLINER（GC）等。无论使用哪种材料，在黏膜性状恢复后要立刻考虑重衬或重新制作义齿。

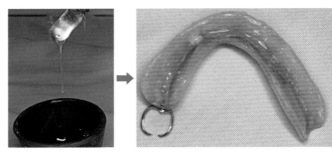

图6-57 若流动性下降后再流入义齿则容易产生气泡。流入时小心不要黏附到固位体上。

③ 流动性下降后将义齿戴入口内，同时注意固位体是否密合（**图6-58**）。

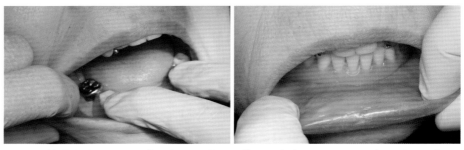

图6-58 手按或咬合加压后，确认有少量黏膜调整剂从边缘溢出。如果没有，说明可能用量不足，此时要从口内取出并添加一些黏膜调整剂。

> **补充说明** 咬合正常、与对颌牙的咬合关系影响义齿稳定性的多牙缺失的病例，可以使用咬合压力加压。但咬合时，要在充分缓冲黏膜面确保黏膜调整剂厚度的基础上嘱患者轻咬，并照常进行肌功能整塑。

④ 厂家指定的初期固化时间过后，用手术刀等去除多余的黏膜调整剂（**图6-59**）。

⑤ 确认咬合接触（**图6-60**）。

⑥ 数天后患者再次就诊时检查基托下黏膜，根据需要调磨基托或添加黏膜调整剂。

⑦ 黏膜性状恢复后进行重衬或重新制作义齿（**图6-61**）。

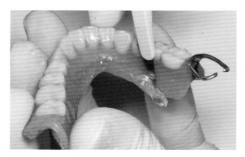

图6-59 与重衬材料不同，初期固化后较容易修整。

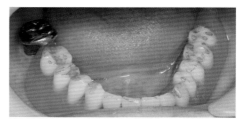

图6-60 在咬合压力下黏膜调整剂固化后，必须确认咬合接触状态，必要时进行调𬌗。

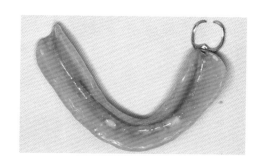

图6-61　黏膜面调整后的义齿黏膜面观

5 B-3：更改设计

改变义齿基托性状的修理包括：

① 以扩大义齿基托承托区为目的的基托外形延展。

② 拔牙后加牙修理的同时加大基托。

无论哪种情况都可以采用直接法——用重衬材料等自凝树脂在口内进行操作，或间接法——用包含义齿的印模制作石膏模型进行树脂充填。少量增加基托时可以使用直接法，增加面积较大时更宜使用间接法。

1—增加基托

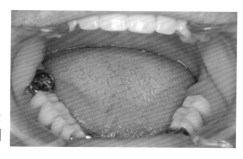

图6-62

预定拔除的 7| 设有环形卡环，将基托延伸至 7| 近中。

使用下颌单侧游离端缺损义齿的患者，7| 基牙根尖周炎导致牙龈反复肿胀、牙齿松动，最终决定拔牙（**图6-62**）。

■ **处理方法**

① 拔牙后，切断并去除卡环，在拔牙窝相应部位用自凝树脂构成基托形态，放入口内并加压。进行肌功能整塑，确认基托外形不妨碍运动黏膜活动，必要时磨除边缘缩小基托外形范围（**图6-63**）。

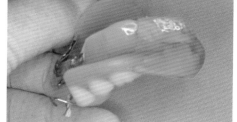

图6-63

目的是重新设定基托外形，无须过分担心与原基托的粘接性、气泡混入等问题。

② 用自凝树脂大致确定基托外形后，在基托内面涂抹硅橡胶印模材粘接剂，填入硅橡胶印模材，放入口内并进行肌功能整塑（**图6-64**）。

③ 再次佩戴义齿后用藻酸盐印模材制取牙弓印模（**图6-65**）。

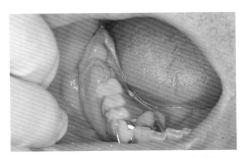 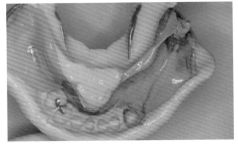

图6-64 确认基本止血后进行肌功能整塑。 **图6-65** 支托部分没有混入印模材说明义齿没有移位。

④ 磨除基托内面和远中的自凝树脂，并用蜡完成牙龈塑形后在增加基托部位充填树脂并固化。本病例中，伴随拔牙窝愈合出现的基托下不贴合，需要日后再用直接法重衬。间接法虽然需要暂时保管义齿，但修理后的义齿黏膜面更光滑，强度更高（**图6-66**）。

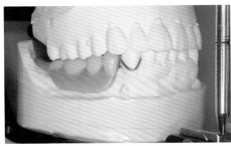 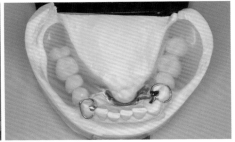

图6-66 充填树脂硬化、抛光后的义齿。

> **补充说明** 如果有树脂充填的设备，技师操作半天时间即可完成。可以请患者稍做等待，这样义齿当天就能戴入。

2—加牙同时增加基托

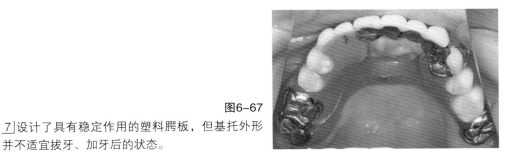

图6-67

7̲ 设计了具有稳定作用的塑料腭板，但基托外形并不适宜拔牙、加牙后的状态。

本章最初展示的病例（P122）事先设计了覆盖上颌结节的基托，为后来的加牙做好了准备，而实际上没有预先为义齿修理做准备的设计也很多。本病例中，设计阶段没有预测 7 可能会拔除。拔牙后进行了增加基托和加牙的修理（图6-67）。

■ 处理方法

① 使加牙及增加基托的部位露出一层新生面，涂抹一层树脂粘接预处理剂。与刚才的病例一样，用半颌旋转托盘制取藻酸盐包含义齿的印模，加牙处填入自凝树脂（图6-68）。

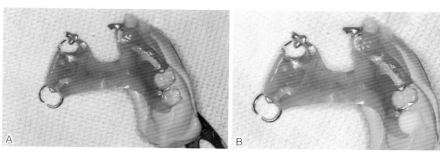

图6-68　包含义齿的印模（A）和向拔牙部位填入牙冠色树脂（B）。

② 加牙处填入的自凝树脂固化后，在义齿内面涂抹一层凡士林，然后填入快速硬化型石膏[※12]（图6-69）。

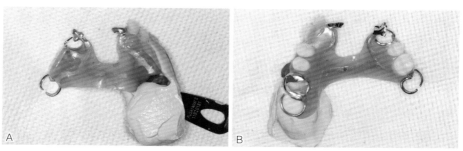

图6-69　填入石膏时稍稍超过增加基托的范围（A）。石膏固化后的状态（B）。

③ 在增加基托部位的石膏上涂抹凡士林，用笔刷添加法将色调相近的自凝树脂填入相应位置（图6-70）。

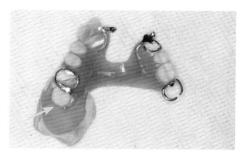

图6-70
增加基托时，保留了具备最低限度加固作用的锻丝，切断了颊侧卡环（箭头）。

④ 拔牙当天用黏膜调整剂使内面密合，拔牙窝愈合后进行重衬。图6-71为重衬后的口内情况。

※12　XANTHANO（HERAEUS KULZER JAPAN）。

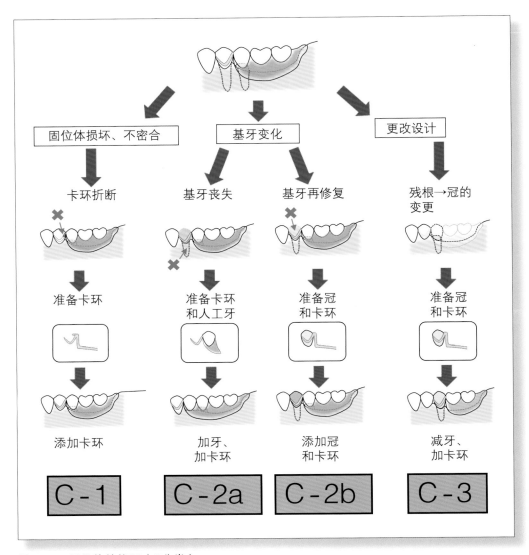

图6-71

上颌结节腭侧隆起的部分（箭头），缓冲并完全覆盖时患者出现了呕吐反射，所以基托外形避开了此处隆起。

B 解析 〉**C. 固位体**

义齿管理期间，基牙和固位体会产生种种变化。比如基牙由于龋坏而丧失，卡环、支托折断需要更换等，都很常见。此时，能够迅速而准确地进行更换固位体等修理在义齿的管理中是非常重要的（图6-72）。

固位体损坏、不密合 ——— 基牙变化 ——— 更改设计

卡环折断 ——— 基牙丧失 ——— 基牙再修复 ——— 残根→冠的变更

准备卡环 ——— 准备卡环和人工牙 ——— 准备冠和卡环 ——— 准备冠和卡环

添加卡环 ——— 加牙、加卡环 ——— 添加冠和卡环 ——— 减牙、加卡环

| C-1 | C-2a | C-2b | C-3 |

图6-72 固位体的修理（C分类）

1 C-1：固位体的损坏与不密合 ·······································

卡环、支托的折断与变形通常是由于卡环位置不当、支托过薄外加患者使用不当，或咬合力过大造成的。不重新制作义齿的情况下，更换卡环和支托是首选。具体方法需要酌情选择：可以用直接法在椅旁制作锻丝卡环后埋入义齿；也可以用部分间接法制取印模准备新卡环和支托，等患者下次就诊时埋入义齿；还可以用间接法制取包含义齿的印模后在技师室修理。

1—更换固位体（更换卡环）

7 铸造卡环的支托部分折断，患者表示牙槽嵴疼痛。余留牙及人工牙磨损严重，推测支托部分承受咬合力过大。本例使用了部分间接法，事先准备好修理用卡环，然后在椅旁进行了更换（**图6-73**）。

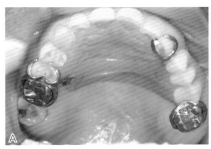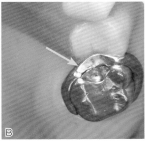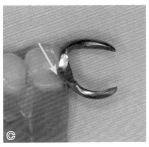

图6-73 修理前的口内情况及支托折断的卡环。义齿为双侧设计且设计得当（A）。尽管预备了支托窝，但支托基部紧贴支托窝（箭头），支托的厚度不足（B）。支托基部可见磨损（箭头），可以推测承受了过大的咬合压力（C）。

> **补充说明** 支托、卡环发生折断的主要原因是①材料的老化；②咬合关系不佳的综合影响。对于①可以通过制作修理部件来解决，而对于②则需要考虑：a）调磨对颌牙；b）重新预备支托窝的方法。本病例的7全冠厚度不明，继续在其上预备支托窝可能会穿孔。所以调磨了对颌牙。

■ **处理方法：事先准备好卡环，在椅旁进行添加修理（部分间接法）**

[**准备修理部件**]

① 制取印模并事先制作修理部件。制作修理部件时，最好制取全颌印模以便更好地确认多固位体义齿的就位方向（**图6-74**）。

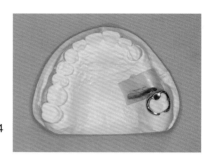

图6-74
为确定双侧设计义齿的摘戴方向，需要制取全颌印模。

[修理当天的流程]

② 在口内确认修理卡环是否贴合（**图6-75**）。

③ 去除原有卡环后，在义齿上磨出卡环埋入部分并注意不要使卡环影响义齿内面
形态（**图6-76**）。

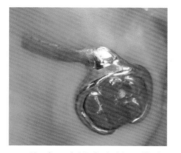

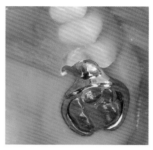

图6-75 此时只确认密合性，待嵌入义齿
后再调整固位力。

图6-76 义齿就位状态下，修理部件和义
齿之间要留有一定空间。

④ 在卡环上涂抹金属粘接性树脂，在基托上涂抹树脂粘接预处理剂，然后将二者
用自凝树脂固定。调𬌗，抛光（**图6-77**）。

图6-77
修理后的义齿的𬌗面。勉强保留修理部件周围的
人工牙会导致义齿与部件结合不牢固，所以难
免需要适当磨除一部分（A）。修理后的义齿的
黏膜面（B）。

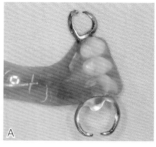

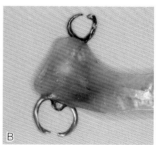

2 **C-2a：基牙的丧失** ⋯⋯⋯⋯⋯⋯⋯⋯⋯⋯⋯⋯⋯⋯⋯⋯⋯⋯⋯⋯⋯⋯⋯⋯⋯⋯⋯⋯⋯⋯⋯⋯⋯

1—加牙及追加固位体：部分间接法的加牙修理

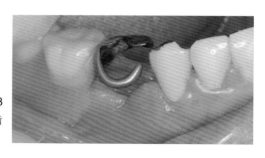

图6-78
5|基牙牙冠连同桩核一起脱落，患者表示义齿
不稳定。残根有继发龋，诊断为难以保留。

基牙因为某种原因需要拔除时，不仅需要加牙，还需要在邻牙上追加固位体。本病例采用了部分间接法，在拔牙前事先制取了新基牙的印模并准备了新的固位体，然后拔牙当天直接在口内操作追加固位体和人工牙（**图6-78**）。

■ **处理方法：事先准备好人工牙和卡环，在椅旁进行添加修理（部分间接法）**

[**准备修理部件**]

① 修理用印模：邻牙作为新基牙，预备完成后制取印模。同时制取了对颌印模及咬合关系。

② 制作修理部件：参考义齿整体的摘戴方向设计卡环。若新基牙倒凹过大，固位臂最好使用锻丝卡环。

[**修理当天的流程**]

③ 拔除 $\overline{5|}$ 残根。

> **补充说明** 残根可以在初诊时拔除，也可以在义齿修理时或者修理后拔除。

④ 将拔牙处的卡环切断去除。

⑤ 确认新卡环的密合性（**图6-79**）。

⑥ 用少量自凝树脂在口内固定卡环和基托的位置。固化前，一定要将对侧支托、基托等保持在适当的位置（**图6-80**）。不过，自凝树脂硬化时会发热且伴有刺激性，需要事先向患者说明。

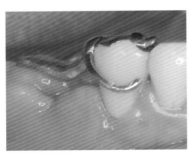
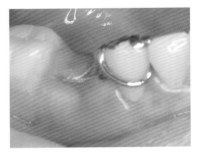

图6-79 观察支托、卡环臂确认固位体是否密合。

图6-80 等待固化的过程中，将手按在其他固位体上固定住义齿。

⑦ 用人工牙进行加牙修理。加牙后确认咬合状态，并进行必要的调整。此时根据添加的卡环连接处的厚度，对人工牙底面进行必要的调磨。考虑到与基托的粘接强度，最好使用树脂牙（**图6-81**）。

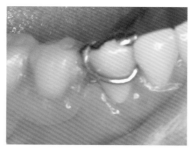

图6-81 修理完成后的义齿。

补充说明 有时可以制作一个同时包括人工牙和卡环的修理部件。要根据不同病例的情况选择简便的修理方法。由于本病例的义齿只有一颗人工牙，而且确认卡环密合性再固定到义齿上的操作又比较容易，所以分别准备了卡环与人工牙。

2—将基牙改为根帽：
伴随设置根帽的加牙修理（直接法）

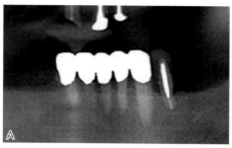
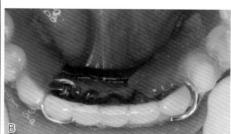

图6-82 在 4̅ 上设计了铸造卡环，患者主诉该牙疼痛并且松动（A）。切断牙冠改为残根上义齿，并在 3̅ 上增添了新的锻丝卡环（修理后）（B）。

基牙变为根帽，在其他余留牙上设置新的固位体。这类病例可以采用针对基牙丧失的加牙修理方法（前页），但由于根帽具备一定支持作用，新的固位体设计可以做出一定程度的简化，所以又与单纯的加牙修理有所不同。特别是使用具有一定固位力的磁性附着体时，有时甚至无须在新基牙上设置固位要素（图6-82）。

■ 处理方法：在椅旁弯制锻丝卡环并添加树脂舌板

本病例将残根变更为无附着体的根帽，并在椅旁弯制锻丝[13]为邻牙添加了卡环。原本的基牙因冠根比恶化改为根帽，但修理后的根帽具有一定的支持作用，所以只添加了树脂舌板以提高稳定性，而没有为新固位体设计舌侧的支持要素。

这里的重点是，在新追加的卡环舌侧添加树脂舌板可以起到良好的稳定作用（图6-83）。舌板对卡环起到拮抗作用，使卡环与牙面贴合，从而使卡环充分发挥固位作用。如果日后希望此处发挥更强的支持作用，可以进行基牙预备、制取印模、追加舌支托。但是本病例中原本的基牙变为根帽后具备了一定的支持作用，所以不需要追加。因此本病例的加牙修理可在椅旁当天完成。

※13 SUN–COBALT CLASP WIRE（Densply三金）。

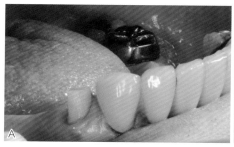

图6-83　如果只有卡环，卡环容易与牙面分离，固位力也会消失（A）。从远中到舌侧添加树脂舌板可以为卡环提供拮抗力，使卡环保持在固定的位置（B，C）。

> **补 充 说 明**　由于树脂舌板会承担相当大的负荷，所以与金属舌杆结合的部位要做喷砂处理并涂抹金属粘接性树脂。

3　C-2b：基牙的形态改变（继续使用原支托的实例）

1—基牙的冠修复

基牙的冠修复见**图6-84**。

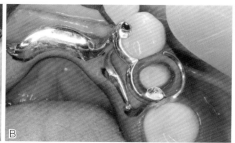

图6-84　树脂桩核堆塑完成时（A）。确认义齿戴入状态时𬌗面观（B）。桩核与义齿支托、卡环之间为制作新牙冠预留有足够空间。

　　由于龋齿治疗、冠修复等原因造成基牙牙冠形态改变时，一般以C-1的方法为基础再制作一个固位体进行更换。但是不更换固位体也可以制作新牙冠，这种方法最大的优点是无须切断金属支架即可完成修理。

　　⑤原本是义齿的基牙，由于冠脱落和继发龋需要从桩核堆塑开始重新制作。

■ **处理方法：配合原本支托为基牙制作新牙冠**

① 完成制取牙冠印模后，调整临时冠使其适合支托和卡环，然后暂时粘接到基牙上（**图6-85**）。

② 制作的牙冠要在堆蜡阶段进行试戴。此时要确认与义齿和卡环是否贴合，如有需要可软化、加蜡进行调整（**图6-86**）。

③ 将制作完成的烤瓷冠粘接到基牙上，并戴入义齿（**图6-87**）。

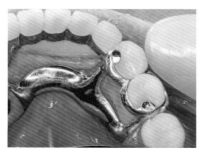

图6-85　按照支托形状制作的临时冠并戴入时的状态。

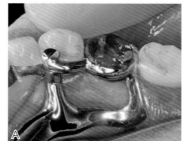 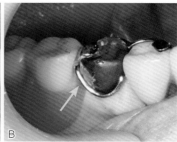

图6-86　在口内试戴冠蜡型，调整使其与支托、卡环贴合（A）。戴入义齿时若有被磨损的痕迹（箭头）说明此处接触过紧（B）。

> **补充说明**　蜡型若只用蜡制作，放入口内加压后容易损坏。因此，可以在基牙表面制作一层可融化的树脂帽[※14]，然后在上面加蜡赋形。

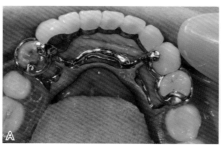 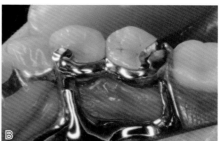

图6-87　制作完成的冠（烤瓷冠）和戴入义齿的状态（A）。为保留试戴蜡型时获得的精确度，支托窝处直接暴露了金属而没有烤瓷（B）。

4　C-3：更改设计（残根→冠：减牙修理）

1—减牙修理

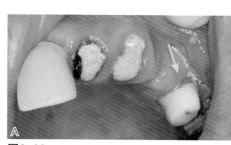 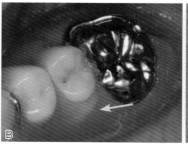 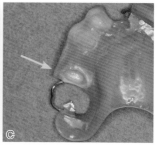

图6-88
A：为$\underline{5}$根管治疗而佩戴了残根覆盖临时义齿。$\underline{5}$根管治疗结束后，堆塑了树脂桩核（箭头）。
B：义齿戴入状态下可透过舌侧看到树脂桩核（箭头）。
C：修理前的义齿黏膜面。

※14　PATTERN RESIN（GC）。

　　除固位体、基牙出现问题时的义齿修理外，有时也会在未曾作为基牙使用的余留牙上添加新的固位体。此时如果是为了加强支持和固位作用，可以像本病例这样，将义齿下的残根变为冠修复并追加固位体。此情况被称为减牙修理（**图6-88**）。由于此类修理对义齿之前的设计进行了积极的改变，所以将其归类为更改设计（C-3）。

■ **处理方法：事先准备好人工牙和卡环，在椅旁安装（部分间接法）**
[**准备修理部件**]
① 准备适合牙冠的锻丝卡环（**图6-89**）。

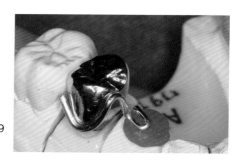

图6-89
按一般流程制取印模，制作带支托窝的牙冠和固位体。

[**修理当天的流程**]
② 戴冠后，磨除周围基托，为卡环准备放置空间（**图6-90**）。

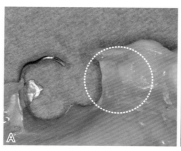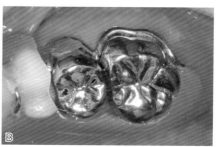

图6-90　不仅要磨除人工牙，还要尽可能大范围地磨除需要连接卡环处（虚线范围）的基托（A）。戴冠后，用软蜡固定卡环，确认义齿能否就位（B）。

③ 在卡环与义齿连接处填入少量自凝树脂固定卡环后戴入口内（**图6-91**）。

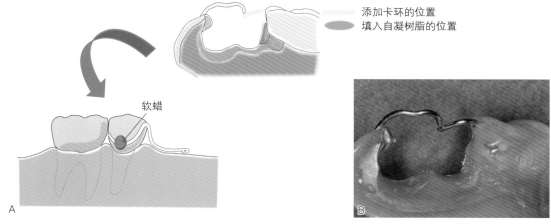

添加卡环的位置
填入自凝树脂的位置

软蜡

A

B

图6-91

A：在义齿连接卡环的位置填入自凝树脂并戴入义齿。此时要注意卡环不能移位。

B：从口内取出后的状态。卡环只要能够固定住，像照片中一样露出一部分也无妨，可以在下一步修正。

> **补充说明** 固定卡环位置时，需要等自凝树脂固化后再从口内取出，这样卡环才不会移位。如果树脂填入过多，会溢出到邻牙的倒凹内，导致义齿难以取下，所以需注意填入的树脂要适量。

③ 为使基托内面与冠和黏膜贴合，要用自凝树脂填满基托内面再戴入义齿。此时，需事先在冠和邻牙上涂抹一层凡士林（**图6-92**）。

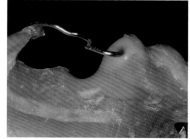

图6-92

调整修理部位黏膜面时，填入偏多的自凝树脂后再放入口内加压。

④ 冠、邻牙倒凹较大时，要在自凝树脂完全固化前取出。取出后修整形态、抛光。**图6-93**为修理后的外观。

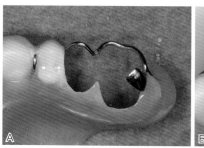
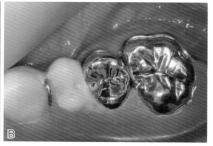

A

B

图6-93 修理后的外观（A）及戴入口内的状态（B）。

补充说明 进入倒凹的树脂完全固化后，义齿将无法取下，所以务必要在固化过程中反复摘戴。

B 解析 ▷ D. 金属支架

1 D-1：金属支架折断

1―直接修理法

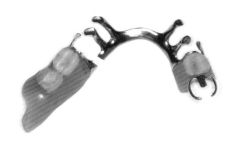

图6-94
因使用中的义齿损坏而前来就诊的病例。游离端侧直接固位体附近的大连接体折断。

对于金属支架折断的病例大都需要重新制作义齿。而对于大连接体或小连接体等金属支架的一部分折断的病例，有时需要做椅旁的应急修理（**图6-94**）。

■ **处理方法：在折断部位添加加强线，并用自凝树脂加固（直接法）**

用自凝树脂充分覆盖折断处及其周围，树脂要保证一定厚度，并沿与断面垂直的方向埋入加固用钢丝（**图6-95**）。此时最好在粘接处的金属面上开几个小孔，喷砂处理后涂抹金属粘接预处理剂[15]，这样可以提高金属与树脂的粘接力。当然，即使进行了应急处理，强度也不足以长期使用，应迅速制作新义齿。

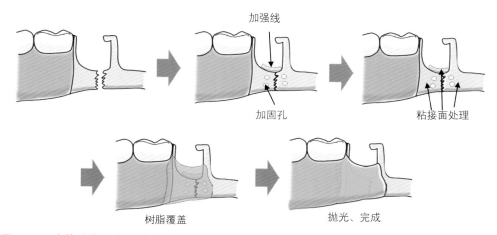

图6-95　直接法修理大连接体。打孔可用5倍速弯机和金刚车针（或碳钢车针）在喷水冷却下进行。

※15　SUPER-BOND（SUNMEDICAL），参考P139。

如果金属支架中的支托或卡环折断，是不能使用这种方法的，只能在椅旁弯制锻丝制作支托和卡环进行更换（参考P164，C-1）。

补充说明 本病例推测折断的原因是游离端侧的固位体周围应力过大导致大连接体折断。可以通过以下2点防止这类问题发生。

1. 制取功能性印模让游离端获得充分的黏膜支持。做好义齿管理，必要时进行重衬。
2. 设计时，提高可能出现应力集中的部位的强度（**图6-96**）。

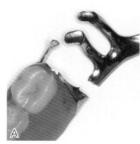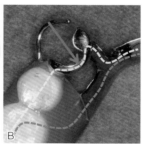

图6-96
A：折断部位放大图。
B：有同样缺损方式的其他患者的义齿。没有将舌侧稳定臂设计在倒凹内，而是将近中小连接体和远中邻面板设计成一体（箭头）。如此一来就有2条金属支架与直接固位体周围产生的应力相对抗（黄色虚线和蓝色虚线），增强了对抗力。

2—间接修理法

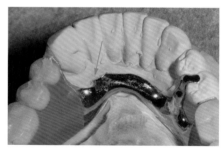

图6-97
连接下颌舌杆与尖牙舌支托的小连接体（箭头）折断的病例。

大小连接体的间接法修理可通过激光熔接机实现。激光能够做到仅加热较小的连接部位而不影响基托树脂和人工牙。

考虑到传导至折断处的咬合力较大，本病例可能需要重新设计制作义齿，不过还是尝试了制取包含义齿的印模的间接修理（**图6-97**）。

■ **处理方法：在技师室添加修理部件（间接法）**

① 在与修理部件衔接的舌杆部分的表面预备小孔和小凹，可以提高与新追加的连接体之间的结合力（**图6-98**）。

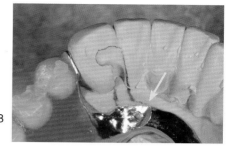

图6-98
舌杆表面预备的小孔和小凹（箭头）。

② 在工作模型上堆塑蜡型，铸造修理部件（**图6-99**）。小连接体的接合面上制作一些细沟，方便焊接时焊接金属流入。激光无法穿透到衔接处内部，所以焊接部分越长越好。

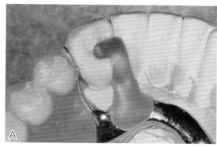
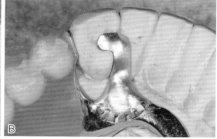

图6-99 支托和小连接体修理部件的蜡型（A）及铸造完成的修理部件的试戴（B）。

③ 激光焊接接合部位（**图6-100**）。焊接使用了钴铬焊丝（Dentaurum公司）。焊接过程没有影响到基托树脂。

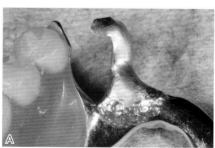
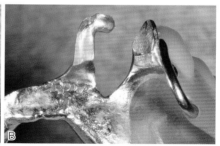

图6-100 修理部件焊接后的磨光面（A）和黏膜面（B）。

④ 焊接部分做抛光处理（**图6-101**）。

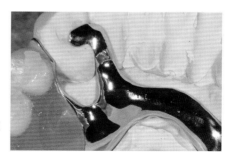

图6-101
连接处抛光，修理完成后的状态。

（本病例由日本东京医科齿科大学附属医院牙科技工部 佐伯技师提供）

需要注意的是，连接部分的内面并非完全被焊接，因此，焊接修理的金属支架的强度劣于原本的铸造支架。与树脂固定的直接修理相比，激光焊接的间接修理质量更高，所以当由于某些原因不能重新制作义齿时，激光焊接修理是比较理想的选择。

尽管如此，焊接修理后再次折断的风险依然高于原本的金属支架，所以重新制作依旧是首选，金属支架的修理只能作为暂时的修理。

2 D-2：与树脂分离

金属支架与树脂界面在衔接处剥离是可摘局部义齿最常见的问题。笔者的研究结果显示，理论上已证明聚合收缩较大的加热聚合树脂在义齿完成时已经几乎与金属剥离（**图6-102**）。但是，只要剥离的程度肉眼不可见，或者固位体没有脱落，患者和医生都容易忽略。界面的剥离和树脂的折断，不仅会造成义齿的污染和菌斑堆积，更是之后较大折断和损坏的前兆（**图6-103**）。因此，可以按照修理破损基托（参考P136，B-1）的方法，用直接法或间接法修理基托。剥离的树脂基托范围较大时可以使用针对基托不密合的重衬（参考P141，B-2a）的修理方法，而卡环等嵌入基托的单独固位体脱落时，可以按照更换固位体（C-1）的方法进行修理。

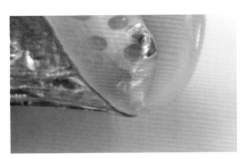

图6-102 制作完成的新义齿的终止线部分的扩大图。金属支架和基托树脂间的剥离在初期阶段往往很难发现。

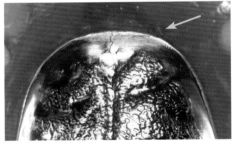

图6-103 咬合力应力易集中的部位、终止线形态不良的部位容易产生剥离。金属基托义齿整体上一般不会折断，但容易产生义齿污染（箭头）。

可摘局部义齿修理方法检索流程图

可摘局部义齿戴入5年后，大约有60%的患者会因为各种原因而没有继续使用。患者的主诉不一定能真实反映出义齿的问题，需要在定期复诊维护的过程中仔细检查留意可能出现的问题，防患于未然。

利用下一页的流程图可以明确一些在回诊中义齿可能出现的问题。首先，通过视诊确认是否有"基托破损""人工牙脱落"等问题，按YES或NO依次向下推进，黄色框内注明了处理方法。但是，由于问题可能不止一个，处理完最先到达的黄色框后，再继续确认是否还有下一层问题。

例如，主诉为"义齿不稳定引起咀嚼障碍"。基牙和固位体不贴合时，先确认是基牙的问题还是固位体的问题，是先治疗基牙（包括拔牙）再修理义齿，还是直接更换或调节固位体。如果不是基牙和固位体的问题，那么就要怀疑是不是基托黏膜面不贴合。如果是，就进行重衬，但如果黏膜有溃疡，就要先缓冲或调整黏膜面后再重衬。如果不是黏膜面不贴合就要考虑是否是基牙的问题（基牙松动等）。如果是就要先进行调𬌗、调节冠根比例、与邻牙联结固定或者拔牙后再修理。

如果针对上层的"基牙与固位体不贴合"已完成了"基牙治疗"，那么之后的就都可以忽略。下层的"颌位不良"偶尔也会引起患者主诉义齿不稳定，若此时发现颌位有问题，可以考虑预防性的咬合重建。如果问题的原因无法在此流程图中找到，那么则需要筛查是否可能是异物感等义齿以外的原因。

特别是患者表示没有问题时，往往很容易忽略一些细微的问题，所以要利用此流程图彻底检查，防患于未然。

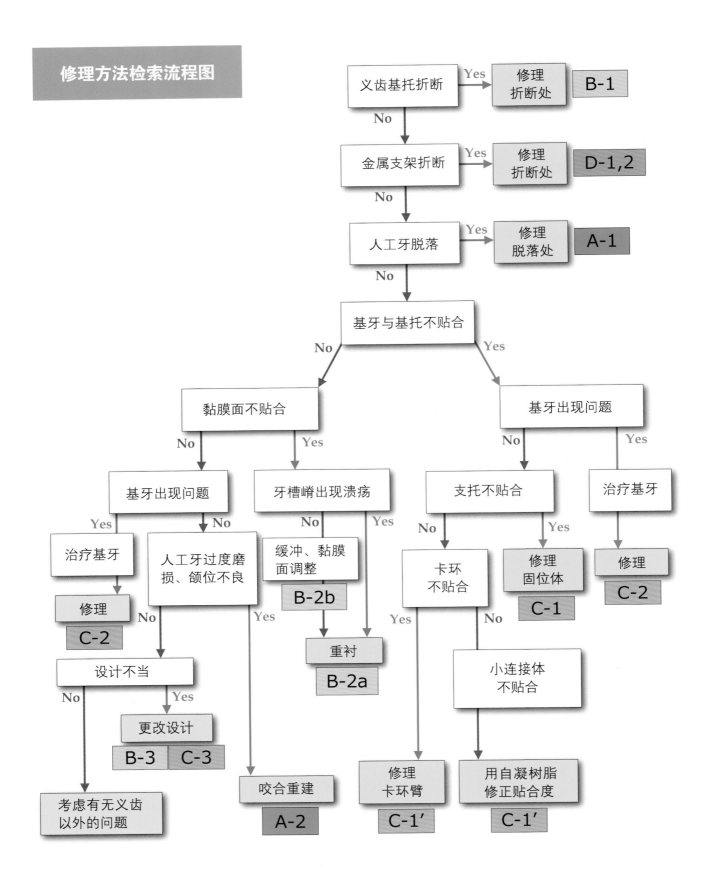

修理方法检索流程图

义齿基托折断 —Yes→ 修理折断处 **B-1**

↓No

金属支架折断 —Yes→ 修理折断处 **D-1,2**

↓No

人工牙脱落 —Yes→ 修理脱落处 **A-1**

↓No

基牙与基托不贴合

No← →Yes

黏膜面不贴合 | **基牙出现问题**

黏膜面不贴合 —No→ 基牙出现问题
黏膜面不贴合 —Yes→ 牙槽嵴出现溃疡

基牙出现问题 —Yes→ 治疗基牙 → 修理 **C-2**
基牙出现问题 —No→ 人工牙过度磨损、颌位不良

人工牙过度磨损、颌位不良 —No→ 设计不当
人工牙过度磨损、颌位不良 —Yes→ 咬合重建 **A-2**

设计不当 —No→ 考虑有无义齿以外的问题
设计不当 —Yes→ 更改设计 **B-3** **C-3**

牙槽嵴出现溃疡 —No→ 缓冲、黏膜面调整 **B-2b**
牙槽嵴出现溃疡 —Yes→ 重衬 **B-2a**
缓冲、黏膜面调整 → 重衬 **B-2a**

基牙出现问题 —No→ 支托不贴合
基牙出现问题 —Yes→ 治疗基牙 → 修理 **C-2**

支托不贴合 —No→ 卡环不贴合
支托不贴合 —Yes→ 修理固位体 **C-1**

卡环不贴合 —Yes→ 修理卡环臂 **C-1'**
卡环不贴合 —No→ 小连接体不贴合

小连接体不贴合 → 用自凝树脂修正贴合度 **C-1'**

164

后记

　　我所在科室的教职医务人员都在附属口腔医院的"义齿门诊"里进行日常的诊疗工作。除可摘局部义齿外，还会根据患者需要同时负责固定桥和全口义齿修复，但尤其关注可摘局部义齿的病例。去年，我所在科室的教职人员与医生共16人，以及研究生合计完成可摘局部义齿病例1500余例，其他科室教职人员及本科生、研修医师合计完成150余例。

　　由于青年医生也承担相当一部分的诊疗工作，大家一定十分想了解我所在科室的临床教育是如何展开的。加入我所在科室后，可以立刻跟随教职人员在临床进行辅助诊疗，并且参加以青年教职人员为主的病例研讨会。实际上本书就是总结了研讨会上热议的话题和病例，由我和两名青年教学医生共同撰写的。因此，病例都是我们医生的实际临床经历。本书以病例为切入点，在各章总结并详细介绍了各种实际治疗方法。精心挑选了在研讨会等场合必然会被提出的一些重要且非常实用的主题。

　　可摘局部义齿的临床治疗并不是在患者戴入义齿后就结束了，它需要长期的后续观察。也并不是只按缺损状态、咬合分类就能决定设计方案和治疗方针这样简单。本书旨在针对各种病例难点背后的问题，为关注可摘局部义齿治疗的读者提供一些真正实用的信息，衷心希望能为读者的日常诊疗助一臂之力。

若林　则幸

2016年1月25日

译者简介

顾　洁

毕业于首都医科大学口腔医学院，后赴日留学，取得日本东京医科齿科大学齿学博士学位及日本口腔执业医师资格。现作为口腔全科医生执业于日本东京。

徐晓溪

毕业于首都医科大学口腔医学院并获修复学硕士学位，现为首都医科大学附属北京口腔医院修复科医生。从事口腔临床工作十余年并担任教学工作，在口腔修复学方面拥有丰富经验。